Jeannie Longo

VIVRE EN FORME

Éditions Anne Carrière

www.jeannielongo.com
Licence Riondaz S.A.

Au bon temps passé chez mes grand-mères ;
à Mémé Varrey, qui faisait si bien
les rissoles aux poires pour Noël,
et à Mémé Longo,
qui m'a rendu l'œil aiguisé sur les marchés
et m'a passé toutes ses manies
en matière culinaire !

Sommaire

Introduction 11

Chapitre 1. L'importance de l'alimentation pour notre organisme : une prise de conscience nécessaire 14
L'entretien 16
Le carburant 17
Les calories 41

Chapitre 2. Les mécanismes de la digestion 46
Comment fonctionne la digestion 47
À propos des associations alimentaires 50
Les orientations nutritionnelles 55

Chapitre 3. Les bonnes habitudes alimentaires 59
Optez pour la qualité 59
Les additifs chimiques 78
Les ajouts alimentaires bénéfiques 81
La fraîcheur 85
L'origine, l'étiquetage et la composition 89
Le stockage 91
L'emballage et la conservation 95
L'importance de l'organisation, des prévisions, des achats et de la gestion des stocks 100

Chapitre 4. Les modes de cuisson, le choix des matériels de cuisson 103

Chapitre 5. L'« écolovie », un principe de vie 112

Chapitre 6. Choisir et établir votre programme alimentaire 117
Les bons principes 117
Les besoins en calories 121
Que boire ? et quand boire ? 122
Les repas doivent être équilibrés 126
Le lieu et le temps des prises alimentaires sont importants 134
Pour prévenir ou lutter contre les maux courants, les maladies, les faiblesses, la fatigue, et pour renforcer votre système immunitaire 143
En vacances et les jours de congé 152
Avant un examen 155
Quelques compléments alimentaires 156

Chapitre 7. Les activités physiques, le sport 158
À propos de l'exercice physique 159
La diététique et le sportif 162
Que manger avant une compétition ? Quand manger ? 173
Si votre enfant pratique un sport 180

Chapitre 8. Mes conseils à une femme ou à un homme d'affaires citadins, sportifs, soucieux de leur forme, et fort occupés 183

Chapitre 9. Mes recettes et mes conseils de cuisine 190
Crudités et salades 193
Assaisonnements 195
Potages et soupes 196

Légumes 198
Céréales 202
Viandes 205
Volailles 206
Poissons 207
Œufs 209
Desserts 211
L'emballage pour une consommation différée 216

Conclusion 219

Remerciements 221

Introduction

Ce constat pessimiste est classique : les productions industrielles et agricoles sont démesurées, et nous sommes lancés dans une consommation irréfléchie, qui s'ajoute à l'engorgement progressif de notre existence, tout en accélération. Nous achetons beaucoup de produits, pourtant contestés, et subissons les effets d'une piètre qualité de vie...

Il est temps de réagir face à cet engrenage et d'oser vivre mieux.

« Posons-nous » et dégageons des priorités de notre quotidien, celles qui pouvaient jusque-là nous sembler secondaires. L'une de ces premières résolutions devrait être : **une alimentation saine.**

Cette démarche n'est réalisable que si le corps familial tout entier y adhère. Un régime particulier pour les enfants est inconcevable si les parents font n'importe quoi de leur côté ; et, inversement, maman ou papa n'ira pas s'isoler avec son assiette de légumes, alors que les enfants sirotent un soda tout en mangeant des chips – quelle ambiance !

Les repas pris à table, en commun, sont somme toute peu fréquents car les enfants, aux activités scolaires et extrascolaires multiples, et les parents, qui travaillent généralement tous deux à l'extérieur, ne se croisent qu'occasionnellement dans une cuisine. Ce mode d'existence est le départ de lacunes relationnelles et d'habitudes alimentaires fâcheuses : la méthode de l'ouverture du frigo ou congélateur avec passage éclair au micro-ondes, puis de la dégustation sur canapé fait rage !

Certes, les juniors n'ont pas les mêmes besoins énergétiques que leurs aînés ; les plats, les quantités et les cadences alimentaires vont différer des uns aux autres. Cependant, la conduite nutritive doit être menée en famille, dans la cohérence et la cohésion. Elle ne doit en aucun cas opposer les générations. Ensemble, vous allez progressivement vous orienter vers la meilleure hygiène de vie possible...

J'ai eu la chance, dès mon enfance, de m'épanouir dans un environnement privilégié, au cœur du massif du Mont-Blanc, et les valeurs enseignées par la nature m'ont détournée de l'artificiel. Une alimentation saine, des activités sportives et l'air montagnard ont sûrement été à la base de la solidité de mon organisme.

Plus tard, la volonté d'atteindre des objectifs sportifs d'envergure internationale m'a incitée à prendre en compte tous les paramètres qui mènent à la performance : la programmation de l'entraînement, le choix des compétitions, la recherche technologique, la maîtrise psychologique, mais aussi tout ce qui permet au corps d'offrir le rendement optimum, une réponse immédiate aux sollicitations dans l'effort. **La nutrition et l'hygiène de vie sont ces catalyseurs.**

J'ai, en premier lieu, lu beaucoup d'ouvrages pour approcher les théories ; j'ai souvent échangé des points de vue avec des spécialistes, puis j'ai analysé mes années d'expérience en la matière... Loin de moi la prétention de détenir la vérité, mais je pense pouvoir vous aider, si vous le souhaitez, à faire attention à votre nourriture.

Femme mariée, sans enfant, je gère entièrement ma carrière de cycliste de haut niveau, ce qui m'enveloppe presque quotidiennement d'ondes de stress ! Réservations, bagages, déplacements, inscriptions, contacts, coups de téléphone, télécopies, e-mails sont un aperçu de la logistique indispensable à cette carrière. Et, comme tout un chacun, je dois également régler les questions administratives courantes. À la maison aussi, les nécessités de l'entretien sont là : ménage, cuisine, commissions, etc. J'ai eu des occasions multiples de rencontrer des gens de tous âges et de tous milieux, qui m'ont sensibilisée notamment aux contraintes des adultes ; je connais les comportements des adolescents pour avoir débattu souvent avec eux, dans leurs collèges ou leurs lycées.

Maryse, ma sœur aînée a quatre enfants. Benjamine, qui est folle de foot, tape dans un ballon dès la sortie des cours ; Laure, studieuse, se consacre à la musique, tandis que le grand « se cherche » à Paris et que Pierre, qui vient d'être reçu ingénieur en informatique, occupe son premier poste à Chicago et sait prendre la vie du bon côté !

Ma sœur cadette, Raphaëlle, qui est professeur, m'apporte son témoignage sur la jeunesse actuelle. Sans oublier mes parents et beaux-parents dont je connais les exigences et spécificités liées à leur âge.

Ainsi, les discussions avec les uns, les interrogations des autres m'ont orientée dans mes écrits ; j'ai essayé d'adapter mes connaissances aux besoins plus généraux d'une majorité d'entre vous.

Parents et enfants, j'espère que vous trouverez dans cet ouvrage de quoi bien nourrir votre soif de connaissances !

Chapitre 1

L'importance de l'alimentation pour notre organisme : une prise de conscience nécessaire

Pour bien percevoir l'importance de l'alimentation, il faut s'imprégner de l'idée que notre corps est une machine dont les moteurs fonctionnent plus ou moins bien selon leur entretien et le carburant qu'on leur fournit.

Chacun de ces « moteurs » a une fonction spécifique qu'il convient de rappeler :

• **Le poumon** assure la fonction respiratoire (qui consiste à échanger l'oxygène contre le dioxyde de carbone) ; en relation avec le nez et le sens olfactif, il favorise la circulation sanguine, purifie le sang, apporte l'oxygène au cerveau et régit l'épiderme.

• **Le cœur** a la fonction essentielle de distribuer le sang dans le corps à travers la circulation cardiovasculaire aux mécanismes très complexes.

• **L'estomac** joue un rôle de réservoir, il sécrète les sucs gastriques et son activité motrice permet la division, la macération et l'homogénéisation du bol alimentaire (chyme).

• **Le foie** est le moteur général, l'« organe-orchestre » du corps, il a de nombreuses fonctions : sécrétion de la bile qui sera stockée dans la vésicule biliaire et métabolisation des glucides, protéines et lipides, en relation avec les autres organes ; il a des fonctions de synthèse et encaisse la toxémie apportée par notre environnement ; il régule la glycémie (sucre dans le sang) ; il sécrète des enzymes indispensables pour la digestion.

• **Le pancréas** sécrète des hormones, dont l'insuline, les enzymes et les sucs digestifs.

• **La rate** est le siège de la prolifération des lymphocytes et des réactions immunitaires ; sa fonction principale est de purifier le sang en extrayant les globules et plaquettes détériorées ainsi que les corps étrangers et les agents pathogènes.

• **L'intestin grêle** complète la digestion et crée le sang, c'est sa flore bactérienne qui accomplit la transformation en énergie.

• **Le gros intestin** (côlon) sert à l'élimination des déchets.

• **Les reins et la vessie** sont des filtres essentiels qui permettent l'élimination des surplus, des déchets métaboliques et régissent notamment les os, la moelle, les cheveux ; les reins régulent la tension.

• **La peau** a pour fonction essentielle la protection et l'élimination, mais aussi l'absorption de certaines vitamines en liaison avec le soleil et la lumière.

• **Le sang** est l'élément vital, son rôle consiste à

transporter des éléments de construction (gaz, vitamines, minéraux, protéines, glucides, lipides) et les déchets du métabolisme. Il diffuse la chaleur dans l'organisme et transporte les hormones, véritables signaux chimiques entres les organes. Il assure également la défense du corps contre les agents pathogènes grâce à son système immunitaire.

L'entretien

Un moteur encrassé, aux éléments rouillés – s'il a la chance de marcher encore ! –, connaît un rendement bien inférieur à celui d'un engin maintenu à l'état quasiment neuf, propre et huilé. Pour le corps, le principe est identique. Même s'il démontre une grande résistance, tout ce que vous lui imposez en permanence le malmène beaucoup, la surcharge de travail, la pollution, le stress, les horaires de vie changeants, le déficit en activités de plein air, une mauvaise hygiène, une nutrition fantaisiste, et j'en passe !

Tout comme l'arbre dont les fruits tachés témoignent d'une plantation affaiblie ou malade, votre organisme tente de vous alerter. Il peut s'agir de signes extérieurs bénins, tels que de simples boutons, ou, plus grave, d'un herpès ; le classique mal de tête a souvent des causes à trouver dans la réaction d'un organe ; des sinus engorgés sont les canaux de déjection d'un corps « intoxiqué » par tous les polluants et les additifs chimiques consommés, ingurgités et respirés...

L'entretien de votre corps consiste à :

- le faire respirer assez souvent en fuyant les espaces urbains ;
- pratiquer des exercices physiques et des assou-

plissements pour une bonne musculature, laquelle maintient votre squelette ;

• procéder à son nettoyage régulier : hygiène dentaire, douche ou bain ;

• savoir le reposer : une pause, une courte sieste valent mieux qu'un lever dominical à l'heure des infos de midi ! Des couchers tardifs trop souvent répétés sont néfastes ;

• pour les dingues d'instruments contemporains, un « jeûne » d'informatique, de télévision, de téléphone portable..., pratiqué de temps à autre, sera une pause vraiment appréciée par votre mécanique corporelle (vision, ouïe, cerveau).

Enfin, et bien évidemment, le décrassage par l'alimentation est une nécessité.

Le carburant

Il est nécessaire de rappeler les principales qualités des aliments et leurs apports à l'organisme. On les répartit en plusieurs catégories :

Les glucides, également nommés hydrates de carbone

Ils permettent aux muscles de fonctionner en leur apportant l'énergie.

Les meilleurs se trouvent dans les céréales, les légumes (surtout ceux contenant de l'amidon, comme les pommes de terre) ainsi que dans le lait et les fruits ; ce sont les glucides complexes, aussi appelés sucres lents, qui libèrent progressivement leur énergie au cours de la digestion.

Malheureusement, l'homme est parvenu à isoler le sucre des aliments et à le concentrer : ce sont les sucres rapides. Toutes les formes concentrées du sucre – le sucre blanc, la cassonade, le miel, le maltose, le glucose, le sirop et même le sucre roux – sont à absorption rapide, ce qui entraîne une montée rapide du taux de sucre dans le sang. Ces sucres sont, la plupart du temps, dépourvus de vitamines et des minéraux qui leur ont été retirés par des opérations de raffinage. Or, sans vitamines et sans minéraux, le métabolisme devient inefficace, nos réserves d'énergie diminuent et notre poids devient incontrôlable.

Les fruits contiennent un sucre simple : le **fructose**, qui entre rapidement dans le sang car il n'a pas besoin d'être digéré, mais qui a la particularité d'être un sucre à absorption lente. Cela est dû au fait que l'organisme doit d'abord transformer le fructose en glucose, prolongeant ainsi son effet sur le métabolisme.

- Lors de la digestion, le glucide devient **glucose** (le taux de présence de ce dernier dans le sang est appelé glycémie), ce qui va provoquer la sécrétion par le pancréas de l'insuline ; le glucose sera brûlé par l'oxygène du sang pour alimenter le muscle et provoquer son énergie. Cette combustion produira :

– du gaz carbonique,
– de l'eau, éliminée par la respiration et la transpiration,
– de l'acide,
– les calories nécessaires à l'effort.

Le taux de **glycémie** est déterminant pour le maintien d'une énergie optimale et pour le contrôle du poids.

Lorsqu'il est trop élevé, l'organisme convertit l'excédent de glucose en glycogène, stocké pour une courte période dans les cellules du foie et des muscles, puis le transforme en graisse destinée à constituer des réserves à long terme.

Lorsque le taux de glycémie chute, la faim se fait sentir, ce qui entraîne la spirale infernale du nouveau besoin de sucrerie. S'il se maintient à un niveau trop bas, cela provoque l'irritabilité, la nervosité, les problèmes de concentration, la dépression, les troubles digestifs, les maux de tête...

C'est une consommation excessive de boissons sucrées, sodas, limonades, de barres chocolatées, de miel industriel contenant trop de glucose et de sucres simples raffinés qui provoque un déséquilibre de la glycémie. Les gros consommateurs d'aliments blancs, super raffinés, courent des risques importants d'obésité et de diabète. En France, la consommation de sucre par personne a doublé depuis 1990 pour dépasser 35 kg à ce jour, c'est beaucoup trop !

> Le risque d'hypoglycémie est souvent indiqué par le fait d'éprouver le besoin d'uriner très rapidement après avoir bu. Cela signifie que rien ne stoppe le liquide, donc que l'estomac est vide et que le corps est bientôt à sa limite. Autre signe : une humeur qui devient lunatique. On notera que les réunions qui se tiennent le soir, après les heures de bureau, avant le dîner, se terminent souvent mal, car l'estomac vide des participants provoque une lenteur d'esprit ou une agressivité peu propices à la prise de décisions. Les discussions s'éternisent et ne débouchent sur rien de concret !

Pour maintenir la stabilité de ce taux, il est donc indispensable de prendre plusieurs repas par jour, en surveillant scrupuleusement leur composition, comme on le verra dans les pages qui suivent.

> Le sucre blanc raffiné à l'excès ne sert à rien car les calories qu'il apporte sont vides de nutriments et il est très acidifiant, provoquant caries, aigreurs d'estomac, contrariétés de la digestion. Il est préfé-

rable de faire appel aux fruits secs, riches en fructose ou en saccharose, ou au miel pur qui contiennent des oligo-éléments, des sels minéraux et de nombreuses vitamines ; leur assimilation évitera l'inconvénient d'avoir à supporter des pics glycémiques. Le lactose est un sucre essentiel contenu dans les produits laitiers.

Les glucides doivent représenter environ 50 % de la ration alimentaire.

• **Il faut être très attentif en ce qui concerne les produits sucrés** car le sucre dont l'organisme a besoin se trouve en quantité suffisante dans les produits que l'on sert au cours des repas. Il ne faut donc pas ajouter systématiquement du sucre à son alimentation et ne pas en consommer à l'excès. La même remarque est valable pour le sel.

En 1991, après presque deux années d'arrêt de compétition, nous décidions, Patrice et moi, de vivre une aventure aux États-Unis, dans l'État de l'Idaho. J'avais été tentée par une épreuve nationale par étapes (qui deviendra internationale par la suite et l'une des plus belles mondiales), inscrite chaque saison au mois de juin sur le calendrier des compétitions américaines ; ce programme était incompatible avec le nôtre qui proposait toujours simultanément les épreuves de championnat de France. Avec l'aide de notre ami Jacques, du Colorado, je pris une licence américaine sous le nom de « Jane Ciprelli », afin de concourir incognito, ou presque !...

Il ne me fallut que 48 heures de course pour que mon coup de pédale, ma foi pas trop mal entretenu par quelques sorties avec les juniors régionaux dont j'étais l'entraîneur, ne soit reconnu : Jeannie Longo était de retour... Assez rapidement, je pris le maillot de leader... Lors d'une des dernières étapes dans les majestueuses montagnes Rocheuses, le départ nous fut donné dans la vallée, sous un soleil radieux et à une température estivale. J'avais emporté, dans les poches arrière de mon maillot à manches courtes, de quoi supporter le kilométrage important et les efforts : quelques dattes, biscuits mous, fourrés, et mini-sandwichs : l'un se composait de fromage mozzarella et de pain de mie complet, l'autre de pain de mie blanc et de fromage frais avec une pointe de purée d'amandes. Mon bidon contenait de la poudre de malto-dextrine (maldex).

Je pédalais dans le peloton, attentive aux attaques. C'est alors que je vis au loin le ciel s'assombrir de façon menaçante ; cela m'inquiétait car j'étais très affûtée et mon peu de masse grasse ne me permettait pas de supporter les intempéries longtemps. Nous prenions de l'altitude et je décidai d'ingurgiter des calories par avance ; glissant ma main droite dans mon dos, j'attrapai un morceau de papier aluminium que je décortiquais avec les dents afin d'avaler son contenu. Je m'apprêtais à renouveler la manœuvre lorsque, précipitée par la relance d'une concurrente qui, comme certaines, profite du moment où je mange pour tenter une échappée, je semai maladroitement mon casse-croûte !

Les premières gouttes tombaient, grosses et froides ; puis, rapidement, nous sommes entrées dans un mur d'eau ; la pluie incessante s'était figée en grêle, martelant nos casques et nos bras nus qui rougissaient... Les voitures ouvreuses roulaient pleins phares pour nous éclairer dans une atmosphère dantesque quasi nocturne...

Et, pour accroître encore la difficulté de notre progression, voilà qu'on nous plongeait dans le désespoir en faisant bifurquer notre caravane en direction des nuages ! Chaque fois que je voyais une parcelle de ciel dégagé, au prochain carrefour nous lui tournions le dos. J'avais décidé, dès le début de cette tempête, de monter en tête de course pour faire des efforts et maintenir ainsi une activité suffisante et la chaleur corporelle. Par expérience, je sais que c'est une bonne méthode. Au Colorado, en 1986, j'ai gagné les championnats du monde pratiquement sous la neige en faisant toute la course devant, accompagnée par une Américaine qui prit la seconde place.

Mais là, les ressources commençaient à me manquer ; je rétrogradai et devins bientôt la serre-file ; je n'avais plus rien dans les jambes et mon cerveau finit même par s'embrumer. Un officiel vint à ma hauteur pour me demander si cela allait, car je devais sembler tellement faible !... Je grelottais et fus bientôt en hypothermie, ce qui agit sur le rythme cardiaque et la respiration, qui ralentit, comme tout l'organisme d'ailleurs. Je n'en pouvais plus, mais j'avais ce fameux maillot sur les épaules et, dans une course par étapes, il n'est pas question de jeter l'éponge un jour ; cela signifie l'abandon définitif, on ne repart pas le lendemain...

La pluie diminuant, je jetais mes dernières forces pour suivre à quelques mètres mon petit groupe de rescapées, quand j'entendis la voix de Patrice, un peu en avant, sur le bord de la route, qui m'appelait en gesticulant ; j'eus juste la force de rouler vers lui. Tout en courant à côté de moi, il m'ouvrit la bouche et y enfourna deux petites barres extrêmement énergétiques, prototypes alimentaires confectionnés spécialement pour l'armée qu'un ami kinésithérapeute m'avait fournies ; je n'arrivais plus à les mâcher et les laissais fondre dans mes joues.

Quelques minutes plus tard, alors que les sucres

commençaient à produire leur effet, propulsés dans les muscles par l'activité sanguine, je reprenais vie sous les rayons du soleil qui pointait. La dernière ascension dans la tiédeur réchauffa mon organisme.

Qui l'eût cru ? Je pus prendre part au sprint et me classai cinquième.

Le soir, un grand buffet nous attendait sous un chapiteau... j'y fis honneur en avalant lasagnes, steak et en me resservant. Au diable les combinaisons alimentaires ! Quelle journée !

Depuis lors, les mauvaises conditions météorologiques annoncées la veille des compétitions importantes me rendent nerveuse. Car le cerveau, traumatisé, a du mal à effacer les souvenirs très désagréables. Et plus encore que la pluie froide elle-même, la situation de stress dans laquelle je m'enfonce rend mon organisme impuissant dans cette lutte contre les éléments !...

Les protides

Indispensables à la construction de nos cellules et à leur croissance, donc à la bonne conservation de notre corps, ils constituent la masse maigre de notre organisme.

Les protides ou protéines d'origine animale se trouvent dans la viande, les abats et le poisson, mais aussi dans les œufs et les laitages. Un œuf a les mêmes qualités protidiques que 50 g de viande ou de poisson cru. Pour ces mêmes viandes ou poissons, on calcule le poids de protéines, qui correspond à environ 20 % du poids de l'aliment cru prêt à être consommé, sachant qu'il perdra du poids à la cuisson. Les abats contiennent d'excellentes protéines, source de nombreux nutriments ; cependant, en raison du rôle de filtre qu'ils exercent, notamment en ce qui concerne l'acide urique, il convient d'être très exigeant sur leur fraîcheur, leur qualité, leur traçabilité, et de les choisir bio. Le thon, qui se trouve au bout de la chaîne alimentaire, est le poisson le plus riche en protéines.

Les protéines d'origine végétale se trouvent dans les légumineuses et les oléagineux, les céréales, les graines. Le soja détient l'un des meilleurs taux après le quinoa, cultivé dans les Andes, mais peu consommé dans nos régions. Les protéines contenues dans les fruits oléagineux (amandes, noix, noisettes, noix de cajou ou du Brésil) sont d'excellente qualité et contiennent en outre du calcium plus assimilable que celui des produits laitiers. Les céréales et leurs dérivés, farine, pain, pâtes, riz, renferment un bon taux (10 à 20 %) de protéines lorsqu'elles ne sont pas raffinées. Les protéines des légumineuses seront de meilleure assimilation (25 %) lorsqu'on les aura fait tremper avant de les cuire.

Les protéines doivent représenter 15 à 20 % de la ration alimentaire, en panachant leur origine. C'est l'excès de protéines animales (à cause des graisses saturées associées) qui provoque les maladies cardiovasculaires.

Chaque être humain a besoin d'un minimum de 1,5 g de protéines par jour et par kilo de poids, un taux qui peut augmenter en fonction de l'âge ou des besoins musculaires.

À titre d'exemple, on trouve 20 g de protéines aussi bien dans 100 g de viande, de poisson ou de haricots ; mais les acides aminés qui les composent étant de qualité différente, il conviendra de varier au maximum l'alimentation.

Les lipides, communément appelés graisses

Ils permettent au corps de vivre à la bonne température, de stocker de l'énergie et de procurer aux muscles les ressources nécessaires en cas d'efforts prolongés. Ils véhiculent les vitamines et sont indispensables à la fabrication d'hormones, à la création et à la régénération des cellules dont ils constituent la paroi.

Les meilleures sources de lipides sont les huiles végétales, les oléagineux, les graines, les olives, les margarines non hydrogénées, ainsi que les graisses animales comme le beurre ou la crème (surtout consommés crus). Les huiles de soja, d'olive ou de noix, à condition qu'elles soient pures, c'est-à-dire vierges et issues de première pression à froid, sont excellentes pour la circulation du sang, et contre les maladies cardio-vasculaires.

Les lipides doivent représenter 30 à 35 % de la ration alimentaire.

On dit que le foie gras est bon contre le cholestérol. Il agirait comme les acides gras oléiques. C'est à voir. Pour ma part, je trouve cela plutôt lourd à digérer.

Et puis, j'aime les oies ! En 1990, j'avais cessé la compétition et je m'épanouissais dans mon rôle d'entraîneur auprès des jeunes de mon comité régional. Je les avais emmenés aux championnats de France juniors sur piste à Foix où ils s'étaient, ma foi, bien comportés.

Le jour de notre départ correspondait au grand marché ; toute la place était occupée par les étals de fruits, légumes, fromages, spécialités de l'Ariège et, bien sûr, les volailles, poules, canards et oies, étaient exposées là dès le petit jour. Mon hôtel de l'Échauguette étant tout près, en passant le matin je m'étais apitoyée devant ces cages de fortune remplies de plumes où l'on distinguait avec difficulté têtes et pattes.

À l'issue des compétitions, vers 13 heures, j'étais repassée sous le préau où j'avais repéré un jeune couple d'oies. Elles étaient encore en poste, asséchées par plusieurs heures de garde. À califourchon sur mon vélo, je les négociai pour quelques dizaines de francs. Tout émue de mon achat, je demandai aux gentils hôteliers de me garder dans leur cave mon jars gris et sa femelle blanche jusqu'au soir...

J'ai ramené ce couple sur les hauteurs de Grenoble ; Lucky et Lucie ont grandi sur ma pelouse en venant ramasser les pissenlits avec moi, jardiner avec les voisins et même faire la sieste blottis contre mon buste lorsque je m'assoupissais sur l'herbe dans la chaleur de l'été.

Hélas... Au printemps suivant, la renarde qui allaitait est venue cueillir Lucky au bord du ravin, et un peu plus tard, par une nuit de tempête, elle m'a enlevé ma Lucie dans son enclos ; je n'ai plus de gardiens... Triste.

En fin d'année, j'allai échanger la coupe de ma victoire dans une course de VTT contre le prix d'une tombola qui embarrassait son gagnant : une oie ! C'était à Bissy. Je l'ai appelée (en anglais, prononcer « bici ») B.C. (clette) ! Elle coule des jours calmes à Saint-Gervais et pond de beaux œufs blancs. Tous les enfants marquent une pause devant le portail pour l'admirer.

La consommation excessive de graisses saturées provoque un taux élevé de cholestérol dans le sang, annonciateur de graves désordres. Il faut cependant éviter de confondre les cholestérols qui peuvent être bons ou mauvais :

- le bon cholestérol, ou HDL, nettoie les artères ;
- le mauvais, connu sous le nom de LDL, les encrasse au contraire jusqu'à les obstruer.

- **Le beurre,** riche en vitamines A et D qui facilitent

l'assimilation du calcium, résiste peu à la chaleur et n'est donc pas recommandé pour la cuisson ; en revanche on peut en consommer cru en petite quantité (30 g par jour). Au-delà, il augmente le mauvais cholestérol.

• **Les graisses insaturées** sont les seules graisses recommandées, elles sont de deux sortes :

– les *polyinsaturées* ont tendance à faire baisser les deux taux de cholestérol ;

– les *mono-insaturées* font également baisser les taux de cholestérol, mais peuvent parfois faire augmenter le « bon ». Ce sont les huiles végétales comme l'huile de germe de blé, qui contient de la vitamine E (excellente contre les maladies cardiaques), l'huile d'olive, mais aussi le cacao, le foie gras, la graisse d'oie. L'huile d'olive est laxative et stimule la vésicule. Il faut, rappelons-le, consommer uniquement des huiles vierges de première pression à froid.

> Si vous êtes barbouillé ou constipé, prenez le matin à jeun une cuillerée d'huile d'olive vierge de première pression à froid additionnée d'un peu de jus de citron (non traité, bien sûr).

Il convient donc de veiller tout particulièrement à la qualité des graisses que l'on mange. Il est préférable d'éviter de manger de la viande chaque jour et de choisir les viandes les moins grasses possible. Les œufs sont excellents car ils contiennent de la lécithine qui permet leur absorption sans que les effets négatifs des acides gras saturés se fassent sentir ; cela contrecarre le « mythe » de l'œuf qui donnerait du cholestérol !

• **Le lait**, selon qu'il est UHT, stérilisé, pasteurisé ou cru, n'a pas la même valeur nutritionnelle. Plus il est écrémé, plus il est digeste ; surtout pour les adultes, je recommande de choisir le lait demi-écrémé ou à 30 % ; le meilleur lait étant le lait de montagne en bouteilles de verre que l'on trouve en supermarché. Le lait apporte des éléments indispensables à l'organisme, comme le calcium (190 mg pour un verre de 15 cl), ou la vitamine A, capitale pour la croissance, l'immunité et la vision.

Les laitages à 0 % de matière grasse ne sont pas recommandables car toutes les vitamines liposolubles en ont été retirées avec la graisse ; or ce sont ces vitamines contenues dans le beurre et le lait, les vitamines A et D, qui permettent l'assimilation du calcium. On ne peut pas avoir le beurre allégé et l'argent du beurre !

TENEUR EN MATIÈRE GRASSE POUR 1 LITRE

Lait entier	36 g
Lait demi-écrémé	18 g
Lait écrémé	3 g
Crème fraîche	40 g
Beurre (pour 100 g)	84 g

• **Les fromages** peuvent être frais (les fromages de campagne) ou fermentés à pâte molle (brie, camembert), fermentés à pâte crue (tomme de Savoie, reblochon), fermentés à pâte cuite (gruyère, comté), à pâte pressée (certaines tommes de brebis) ou fondus constituant une pâte homogène, c'est le cas de fromages de marques commerciales. Tous ont une teneur élevée en sodium (ajouté) et en calcium qui variera selon la technique de fabrication, égouttage naturel ou par pression.

• **Les produits laitiers** contiennent des protéines de bonne qualité et des matières grasses : notez bien que, lorsqu'on indique la teneur en matière grasse d'un fromage (par exemple, camembert à 45 % de matière grasse), celle-ci est calculée par rapport à l'extrait sec de fromage (l'administration a le chic pour aider le consommateur à lire les étiquettes !). Il n'en reste pas moins vrai qu'un fromage à 45 % contient plus de matière grasse qu'un autre à 35 %, bien qu'il ne soit pas si gras qu'on le pense car il renferme beaucoup d'eau. Un paradoxe : plus un fromage est sec, plus il est gras ! C'est le cas des gruyère, comté, beaufort, etc. Les fromages sont des concentrés de minéraux (calcium) puisqu'ils sont des concentrés de lait, déjà riche en minéraux à l'état naturel.

• **Les yaourts** ont les mêmes qualités nutritives que les produits laitiers, encore faut-il lire la quantité de lait qu'ils contiennent, et de sucre pour les fruités.

• **Les crèmes dessert** ayant les mêmes qualités nutritives que le fromage, il n'est pas nécessaire de donner les deux au cours d'un repas. En outre, elles comportent du sucre blanc et des gélifiants ; si elles ne sont pas bio, il faut leur préférer le fromage frais.

Faites attention à ne pas exagérer la consommation de produits laitiers dans une journée. Par exemple, un chocolat ou un verre de lait le matin, une portion de fromage, un yaourt, une crème caramel et une part de gratin (au fromage, évidemment), c'est trop !

L'excès de produits laitiers peut engorger les sinus (cela favorise les mucosités).

Si vous avez un rhume ou la grippe, supprimez provisoirement tout produit laitier ; vous trouverez le calcium dont vous avez besoin pour combattre la maladie dans les amandes, les noix de cajou, certaines eaux, les légumes-feuilles.

Il ne faut pas oublier les autres éléments essentiels de notre alimentation :

L'EAU ET LES AUTRES BOISSONS

Le corps humain a besoin d'environ 2,5 l de liquide par jour car il évacue 1,5 l par l'urine, 100 g dans les selles, 500 g par la respiration (le souffle) et 400 g par la sueur.

Les aliments apportent plus d'un litre dans la journée, il faut donc boire un minimum de 1,5 l de liquide par jour. Il est évident que, lors de l'exercice d'un sport, à l'entraînement ou en compétition, l'apport par la boisson devra être plus important puisque le souffle et la sueur nécessiteront plus de liquide.

L'eau du robinet est certes « potable », mais elle contient toujours des désinfectants, chlore, fluor, nitrates et autres produits chimiques, résidus des nappes phréatiques. Je vous invite à demander la composition de votre eau du robinet à votre distributeur (privé ou communal). Si elle est satisfaisante, vous l'utiliserez pour la cuisine en la faisant bouillir, mais vous éviterez de la boire. Mieux, vous filtrerez l'eau utilisée pour la cuisine dans des carafes à filtre que l'on trouve dans tous les magasins de diététique et au supermarché. Il est préférable de boire de l'eau en bouteille, eau de source ou minérale, et d'en changer régulièrement car toutes ont leurs qualités propres ; lisez les étiquettes et notez que les femmes ont besoin d'eaux plus minéralisées que les hommes.

Il convient de ne pas laisser traîner une bouteille d'eau minérale entamée, des expériences prouvant que des germes se développent au bout de cinq jours au contact de l'air.

• **S'il veut boire au cours des repas, l'enfant doit boire de l'eau.** Les eaux gazeuses dégagent du gaz carbonique qui peut provoquer des ballonnements ; il faut leur préférer de l'eau minérale plate en changeant de source périodiquement, car toutes n'ont pas les mêmes qualités, et ne pas boire d'eau « regazéifiée ». Assurez-vous que votre enfant boit en dehors des heures de repas, un jus de pomme ou de carotte à défaut d'eau. Pendant le repas, il ne faut jamais boire de liquide froid : il va refroidir le bol alimentaire et vous devrez dépenser inutilement de l'énergie pour le réchauffer car votre corps refusera de digérer normalement si la température idéale n'est pas atteinte.

• **La consommation de boissons sucrées de type soda ou sirop n'est pas souhaitable** : un verre de 15 cl de soda contient plus de sucre qu'une crème dessert, une glace ou trois barres chocolatées, et plus de 85 calories. Dans une bouteille de cola de 25 cl, il y a en outre 35 mg de caféine dont la consommation est néfaste pour les enfants. Les produits « light » sont sucrés avec des édulcorants de synthèse, qui n'apportent pas de calories malgré leur goût sucré et ont même la réputation d'être cancérigènes.

Il faut leur préférer les jus de fruits maison ou les jus de fruits « sans sucre ajouté », frais pasteurisés.

• **Les thés** sont antioxydants.

Noirs, ils contiennent du tanin, mais sont acides et théinés, donc excitants.

Verts, ils sont diurétiques, très antioxydants. Leur théine se libère lentement, ce qui en fait un bon tonique, et non un coup de fouet tel que le café.

Semi-fermentés (oolong), ils ont peu de théine et aident à la perte adipeuse par drainage. (Ne pas en boire avant d'aller faire les magasins !)

Le thé pu-erh, de Chine, fermenté, est réputé pour faire diminuer le taux de cholestérol dans le sang par dissolution des graisses ; excellent à la suite d'un repas lourd et gras.

Le thé rouge d'Afrique, rooibos, est sans théine et très antioxydant.

• **Le café** est très acidifiant car il est grillé : la torréfaction est un processus qui modifie la composition du grain, tout comme pour le cacao, dont la graisse de la fève est brûlée.

Vert, il est tonique et antioxydant.

• **Le vin**, lorsqu'il est de bonne qualité (AOC), a des qualités incontestables ; il est riche notamment en oligo-éléments, à condition que l'adulte – et l'adulte seulement – en consomme, modérément, c'est-à-dire pas plus de deux à trois verres par jour en préférant le vin rouge au vin blanc, pour sa richesse en tanins, antioxydants, et protecteur des capillaires.

• **La bière** ne doit jamais être bue à jeun ; quelques centilitres à l'occasion d'un repas pourront remplacer le vin.

• **Les alcools forts et les spiritueux** ne sauraient être dégustés que de façon occasionnelle, même si le whisky est réputé excellent pour les artères et certaines liqueurs pour leurs vertus digestives !

Notez que l'alcool, cousin chimique du sucre, se transforme en sucre au cours de la digestion et qu'il est responsable des excès pondéraux de la plupart des gens. L'alcool, comme le thé ou le café, les boissons à base de cola, les cigarettes ou encore le stress, entraîne une décharge d'adrénaline et d'autres hormones qui préparent l'organisme à libérer du sucre en élevant la glycémie afin de donner un coup de fouet aux muscles et au cerveau. Utilisés trop souvent, ces stimulants empêchent l'organisme de rééquilibrer la glycémie.

Trop !... L'alcool, le café, le thé noir en quantité empêchent et contrarient l'assimilation et la fixation de nombreux nutriments.

Le fumeur a un besoin terriblement accru, par son addiction, de suppléments nutritionnels, notamment de vitamine C. À proscrire : **le tabac**, qui est un poison nocif dont la consommation correspond à un suicide à petit feu, de même que les herbes et autres drogues qui détruisent les neurones, abrutissent et conduisent à la dépendance.

On trouve à l'état naturel dans l'alimentation, lorsque celle-ci n'est pas produite selon des méthodes qui les détruisent, des quantités de nutriments. Il s'agit des vitamines, des minéraux et des acides aminés, qui nous aident à vivre dans toutes les circonstances.

Lorsque des déficits ou des excès surviennent en l'un ou l'autre, cela provoque des désordres de l'organisme : baisse d'immunité, fragilité des os, hypertension, fonte musculaire...

Mais, en fait, notre mode d'existence et notre société imposent tellement de contrariétés à notre organisme qu'ils créent, de toute façon, ces déficits ou ces excès, même si l'on s'alimente du mieux possible. Une alimentation variée et de qualité, assistée par des compléments appropriés et adaptés aux besoins de chacun, en considération de ses activités, de son âge, de son sexe, de sa corpulence, des saisons, etc., permettent de vivre en forme, à condition de ne pas trop tirer sur la corde.

Je prends quotidiennement des suppléments alimentaires, vitamines, minéraux, extraits de plantes, tout en observant un équilibre alimentaire étudié.

LES VITAMINES

Elles provoquent les productions hormonales et les sécrétions enzymatiques, et favorisent l'absorption d'autres nutriments tels que les minéraux. Par exemple, la vitamine C contribue à l'absorption du fer et la vitamine D à l'assimilation du calcium.

Il existe des vitamines solubles dans l'eau (hydrosolubles), comme les vitamines B et C, et des vitamines liposolubles, stockées dans les graisses, comme les vitamines A, D, K, E.

TYPE DE VITAMINE	RÔLE	SOURCES ALIMENTAIRES
A	Formation des os, des dents, de la peau, vision	Pissenlit, cerfeuil persil, épinards, carottes, myrtilles, beurre
B1	Système nerveux, muscles, digestion, croissance	Céréales germées, levures, céréales complètes bio, jaune d'œuf, légumes secs, fruits oléagineux
B2	Amélioration de la vision, prévention des crampes musculaires	Lait cru, fromage roquefort, champignons, amandes

B5	Aide l'organisme à résister au stress	Jaune d'œuf, champignons, camembert, saumon, truite
B6	Indispensable pendant la grossesse	Raisin, amandes, cerises, chou, épinards
B9 et B12	Aide à la formation des globules rouges	Poissons, viandes, abats, produits laitiers
C	Vision, peau, renforce les vaisseaux sanguins, dents, gencives, os	Fruits frais, légumes verts frais
D	Nécessaire aux enfants pour le système nerveux, les os, la peau, la thyroïde, la coagulation du sang	Saumon, jaune d'œuf, beurre, lait cru, cacao, foie du poisson
E	Retarde les signes de vieillissement, protège les globules rouges, maintient les muscles, le cœur et les nerfs en bonne santé	Céréales complètes bio ; légumes verts frais, fruits oléagineux, germe de blé

Le soleil est une source non négligeable de vitamine D. Il suffit d'exposer la paume de ses mains au soleil entre 11 et 14 heures deux ou trois fois par semaine pour engranger la quantité nécessaire à une bonne santé de la peau. On constate que les gens du Nord sont plus souvent dépressifs à cause du manque de soleil.

• **Les acides gras**, ou vitamines F et Oméga, assurent l'entretien des membranes des cellules, surtout nerveuses ; ils sont importants pour la qualité de la peau ainsi que pour la régulation du taux de cholestérol, la fluidité sanguine, l'immunité et les fonctions glandulaires.

Les acides linoléniques, ou Oméga 3, sont polyinsaturés, présents dans certaines huiles végétales (soja, chanvre, lin) et dans les poissons des mers froides (saumon, flétan).

Les acides linoléiques, ou Oméga 6, sont polyinsaturés, présents dans les huiles végétales de bourrache, d'onagre, de colza, dans les oléagineux et les graines (noix, tournesol).

L'acide oléique, ou Oméga 9, mono-insaturé, se trouve dans les olives et leur huile.

N.B. Les acides gras essentiels sont requis pour brûler les graisses par les muscles ; ils constituent la source importante d'énergie du muscle. En leur absence, celui-ci aura, dans l'effort, une demande beaucoup plus forte en sucres ; ce qui provoquera des baisses de glycémie et un besoin de ravitaillement en sucres accru et négatif (fatigue du pancréas, diabète...).

Les oligo-éléments et les sels minéraux

Ils sont d'origine minérale et font partie des composants de l'organisme.

Les oligo-éléments sont en petites quantités dans l'organisme : le fer, le zinc, le cuivre, le manganèse, le sélénium, le chrome, le molybdène, le cobalt, le fluor, l'iode, le bore, le vanadium, le silicium.

Les sels minéraux, eux, existent en bonnes quantités dans l'organisme : le calcium, le magnésium, le potassium, le phosphore et le sodium.

Ces minéraux sont éliminés régulièrement ; les pertes doivent être comblées par l'alimentation et, éventuellement, par des compléments alimentaires.

Ces nutriments, sels minéraux et oligo-éléments, pas plus que les vitamines, ne produisent d'énergie ni n'apportent de calories, contrairement aux glucides, lipides et protides. En revanche, ils interviennent dans différentes fonctions :

– pour les os (calcium, phosphore...), les cellules (magnésium, calcium, potassium, sodium...) ;

– pour les nerfs (calcium, potassium...), les muscles (magnésium, sodium...) ;

– pour le cœur (calcium, potassium...), le sang (fer, cuivre, cobalt...) ;

– dans l'action de nombreuses enzymes (fer, zinc, sélénium, manganèse...) ;

– dans la formation d'anticorps (magnésium...) ;

– dans l'utilisation des sucres (potassium...) ;

– les hormones (iode...) ;

– la synthèse des protéines (zinc, cuivre...).

D'autres oligo-éléments sont nocifs pour l'organisme, comme le plomb, le mercure, l'aluminium.

Ce sont donc les catalyseurs qui permettent à l'« usine métabolique » de fonctionner, c'est-à-dire d'utiliser glucides, protides et lipides. Ils sont nombreux, différents et complémentaires, et il est indispensable de diversifier son alimentation pour les rencontrer tous. Lors de vos achats, vous accorderez une attention particulière aux produits qui contiennent un maximum de ces nutriments, que la culture intensive ou l'industrie alimentaire, avec ses méthodes de transformation, de conservation ou de cuisson, ont tendance à négliger.

TYPE DE MINÉRAUX	RÔLE	SOURCES ALIMENTAIRES
Calcium	Nécessaire à la formation des os, des dents. Calme, aide au bon fonctionnement des muscles et du rythme cardiaque	Fruits frais, noix de cajou, cresson, produits laitiers, amandes
Chrome	Indispensable à l'assimilation des glucides	Viandes, céréales germées, poivre noir, thym, levure de bière
Cuivre	Aide à la formation des os. Forme les globules rouges et l'élastine en combinaison avec la vitamine C	Cresson, olives noires, abricots secs, soja, fruits oléagineux
Iode	Brûle les excès de graisse, donne de l'énergie, aide à résister au stress	Poissons, algues marines, haricots verts, oignons, navets, mûres, groseilles
Fer	Aide à la croissance, aide à résister au stress et aux maladies, participe à la formation des globules rouges	Épinards, avocats, persil, fruits secs, fruits oléagineux, abats

Magnésium	Aide à la formation d'énergie et au maintien en bonne santé des os, des dents, des veines, du cœur et des nerfs	Légumes secs, légumes verts bio, oignons, chocolat, sucre complet, certaines eaux minérales
Manganèse	Aide à la formation des os, des enzymes et à la production des hormones sexuelles	Betteraves rouges, myrtilles, framboises, fruits oléagineux
Sélénium	Contribue à la protection contre les radicaux libres et ralentit le vieillissement en collaboration avec la vitamine E	Oignons, ananas, légumes et fruits frais bio, sucre complet
Potassium	Fonctionnement des nerfs, du foie, des cellules musculaires	Céréales complètes, fruits, légumes
Sodium	Maintient de l'équilibre et la pression des liquides corporels	Sel, jambon, fromages, viandes, eaux gazeuses
Soufre	Élimine les toxines et les poisons	Protéines, chou, asperge, oignon, échalote, radis noir

Zinc	Stimule la digestion, aide au processus de guérison des brûlures et des blessures ; intervient dans le diabète	Abats, lentilles, cresson, jaune d'œuf, légumes secs, graines de courge

LES ACIDES AMINÉS

Ils sont présents dans les protéines et servent à leur synthèse dans l'organisme.

Les tissus et les muscles étant constitués principalement de protéines et d'eau, les acides aminés sont essentiels à leur entretien et à leur réparation. Certains acides aminés stimulent la sécrétion d'hormones.

LES ANTIOXYDANTS

Un certain nombre de réactions créent une oxydation et libèrent des substances nocives, appelées **radicaux libres,** qui provoquent des dommages aux cellules (vieillissement de l'organisme).

Les antioxydants ont pour tâche de neutraliser les effets négatifs de ces radicaux libres. Plusieurs nutriments et compléments alimentaires sont antioxydants :

– les vitamines A, C, E, B5, B9, la provitamine A ou bêta-carotène (présent dans tous les fruits et légumes orange) ;

– des minéraux comme le zinc, le sélénium ;

– les acides aminés soufrés (L. méthionine...) ;

– les acides gras essentiels : Oméga 3, Oméga 6, l'acide alphalipoïque ;

– certaines plantes : le ginkgo biloba, le thé vert, l'echinacea, l'ail, le chardon-marie (Silymarine), la griffe du chat (*Cat's Claw*), le chrysantellium, le shiitakee (un champignon) ;

– d'autres substances : la coenzyme Q10 (présente dans l'organisme), le lycopène (dans la tomate), l'Inositol hémaphosphate (IP6, présent dans la vitamine B Inositol).

LES FIBRES

Elles participent au nettoyage de l'organisme par élimination des déchets et le désintoxiquent.

On les trouve dans les fruits (la pectine), les légumes, le son des céréales et des légumineuses, les algues, les noix. Elles absorbent les liquides, ce qui les fait gonfler et ainsi humidifie les selles, et accélèrent le temps de transit intestinal. C'est pourquoi il faut accompagner ces fibres de boissons régulièrement prises dans la journée.

Attention au son, si vous en mangez beaucoup pour contrer une constipation, car l'acide phytique qu'il contient se combine dans l'intestin avec le calcium, contrariant alors l'assimilation de ce dernier.

Les fibres ont un rôle essentiel pour lutter contre le cancer des intestins, les maladies du côlon, le diabète (son d'avoine et graines de lin), et le cholestérol.

30 à 40 g de fibres sont indispensables chaque jour.

Les fibres des légumes se dégradant partiellement à la cuisson, il est préférable de les manger croquants.

Les calories

On l'a compris, les aliments sont composés de nombreux éléments n'ayant pas tous le même effet sur l'organisme. Il faut aborder maintenant la notion de calorie, qui est l'unité de mesure universelle de tous les aliments. Elle permet d'évaluer l'énergie que l'alimentation apporte à l'organisme et de la comparer à celle que l'organisme utilise pour le sport, mais aussi pour l'activité intellectuelle ou physique quotidienne, comme la lutte contre le froid, les simples mouvements du corps et le fonctionnement des organes.

- La calorie est une unité de mesure thermique qui correspond à l'énergie nécessaire pour élever la température de 1 g d'eau de 1 degré centigrade.
- La valeur énergétique d'un aliment sera égale à la quantité de chaleur dégagée par sa combustion.

Le pouvoir calorifique d'un aliment est mesuré en laboratoire et souvent indiqué sur les étiquettes pour 100 g ou pour une portion ; il sera donc aisé de déterminer la quantité d'aliments à ingérer pour obtenir l'apport calorique souhaité. Plusieurs personnes mangeront ainsi le même menu, mais dans des quantités différentes selon qu'elles auront besoin de plus ou moins de calories pour leur journée.

Je n'encourage pas vraiment le décompte des calories, que je trouve contraignant. Mais j'aime bien avoir un ordre d'idée. Voici ma technique : je me fixe pour référence approximative 100 calories, correspondant à la quantité d'aliments énumérés ci-après, et je me dis que 20 de ces portions représentent déjà les 2 000 calories minimum nécessaires à une personne sédentaire !

IL Y A ENVIRON 100 CALORIES DANS

Aliments	Quantité, poids, volume, portion
Poisson maigre (chair blanche)	100 g
Poisson gras (saumon, flétan)	50 g

Viande maigre (steak haché à 5 % de matière grasse)	50 g
Viande mi-maigre (rôti)	35 g
Œuf	2/3 (1 œuf = 150 calories)
Jambon	1 tranche fine
Fromage gras à pâte cuite (comté, gruyère)	25 g
Pain	
baguette	un petit quart (45 g)
pain complet	50 g, soit 1 belle tranche
biscotte	1,5 (1 biscotte = 75 calories)
Pommes de terre cuites	130 g
Beurre	11 g (1 petite portion individuelle)
Margarine	15 g
Fromage blanc	100 g
Fromage mi-frais à pâte pressée (mozzarella, tomme mi-grasse)	40 g
Lait entier	1,5 verre
Lait demi-écrémé	2 verres
Confiture allégée	50 g (2 cuillerées à café)
Chocolat	20 g (soit 1/5 de plaque)
Miel	35 g (1 cuillerée)
Glace, crème dessert	50 à 60 g
Compote	100 g
Crème dessert au soja	100 g
Yaourt nature	1,5
Biscuits complets	
nature	3
au sésame	2
Cake complet	1/2 tranche épaisse

Fruits	
pomme	2
banane	1
orange	2 grosses
Dattes	2
Noix	3

Il convient cependant d'observer les autres qualités apportées par les aliments, comme les vitamines, les sels minéraux, les différents nutriments qu'ils contiennent, afin de ne pas consommer des « calories vides » inutiles à l'organisme. Ainsi, il vaut mieux manger un gâteau de riz aux raisins secs qu'un paquet de biscuits industriels au sucre blanc car, si l'on décompte à peu près le même nombre de calories, le gâteau de riz aux raisins secs apportera une quantité impressionnante de nutriments, de vitamines et de sels minéraux. À condition toutefois que le sucre et le riz soient complets et les raisins bio. J'insiste sur la notion de calories vides, inutiles, qui font grossir sans fournir à l'organisme ce dont il a besoin.
Mangez utile !

Tous ces éléments ont une influence déterminante sur l'aspect du corps et sur la santé en général :

- la croissance, la formation osseuse,
- le système nerveux, la mémoire, l'influx,
- le système immunitaire,
- le système digestif,
- la peau,
- les maladies, le stress, le poids, la dépression, l'énervement,
- les inflammations, les arthrites.

Le choix des produits alimentaires, leur diversité, la qualité de leur culture et leur fraîcheur, puis leur conservation, leur mode de cuisson et même, comme on va le lire, la façon dont on les mélange en les absorbant, revêtent beaucoup d'importance.

Bien se nourrir, c'est donc s'en inquiéter, et non manger ce que l'on trouve quand on y pense ou quand on a le temps. C'est aussi assimiler les connaissances de base pour mettre en application une stratégie alimentaire en ce qui concerne la programmation des achats et leur consommation.

BESOINS NUTRITIONNELS JOURNALIERS

30 %	Huiles vierges de première pression à froid et sucres non raffinés Produits laitiers et protéines animales et végétales
30 %	Fruits et légumes frais
40 %	Féculents et céréales complètes

En ce qui concerne les quantités, avec un peu de réflexion sur vos propres dépenses énergétiques et les besoins correspondants, en analysant rapidement ce que vous venez d'avaler, avez consommé au préalable et pensez manger ou boire plus tard, vous parviendrez à freiner votre appétit ou, au contraire, à l'encourager si nécessaire.

Chapitre 2

Les mécanismes de la digestion

Aujourd'hui le chef vous propose :

Le b.a.-ba de l'alimentation juste saisi, accompagné de petites histoires douces-amères et leur jus, sur son lit de recommandations...

Il faut partir du principe que c'est de l'alimentation de l'enfant que dépendra son corps d'adulte ; c'est elle qui le forge, elle constitue les fondations de l'organisme.

Une fois adulte, on peut entretenir un bon organisme ou modifier un terrain, ou au contraire favoriser son dysfonctionnement.

Pendant des années, le corps peut supporter des brimades – mal-, sous- ou surnutrition, empoisonnement, engorgement, intoxication à long terme... Les organes d'enfants, tout neufs, en excellent état de marche, peuvent être soumis à rude épreuve sans en être immédiatement affectés.

Auparavant, on disait souvent : « Les enfants digèrent tout, ils n'ont jamais froid, ils ne sont jamais fatigués, etc. » Dorénavant, il faut compter avec les indigestions, les problèmes gastriques, les angines, grippes, bronchites à répétition, et l'on doit s'inquiéter autant d'un gamin hyperactif que de celui qui manifeste un état de lassitude...

Comment fonctionne la digestion

1. La digestion commence lors de la mastication, qui joue un rôle important car elle active la sécrétion d'enzymes spécifiques en fonction des aliments qui se trouvent dans la bouche. Ces derniers y sont mélangés à la salive, qui facilite également la déglutition et sert de solvant aux molécules stimulant les papilles gustatives. Une amylase contenue dans la salive favorise la digestion des (glucides) amidons ; par contre, son action est en partie bloquée par les acides.

2. Le bol alimentaire (chyme) est acheminé vers l'estomac à travers le pharynx et l'œsophage. Les sucs gastriques sécrétés par l'estomac entrent ensuite en action. Ils peuvent être neutres, alcalins ou acides selon les personnes ; ils permettront de digérer certains mets plus facilement ou plus rapidement que d'autres.

À titre d'exemple, un morceau de pain complet sera digéré complètement après mastication s'il est ingéré seul. Mais le même morceau de pain, mangé avec de la viande, ne sera pas complètement digéré ; la viande provoquera l'émission par l'estomac de sucs acides qui ralentiront la digestion du pain (s'il n'est pas fabriqué au levain naturel, sans levure chimique) tandis qu'ils permettront à la viande de s'évacuer en priorité vers l'intestin. Au bout de quelques heures dans l'estomac, le pain se sera décomposé, aura fermenté en fabriquant des toxines que l'on retrouvera dans le sang.

Ajoutons que le stress est oxydatif, il provoque une acidification gastrique. Le fait de manger trop vite et parfois debout, de mastiquer faiblement parce qu'on est contrarié ou très fatigué, et d'avaler de l'air avec la nourriture, suscite des brûlures d'estomac. C'est la raison pour laquelle on recommande de prendre ses repas au calme, sans se presser et, autant que possible, dans la sérénité. Pas de conversations houleuses à table et, même, pas de discussions à l'excès !

3. Le chyme gastrique parvient ensuite successivement dans les trois segments de l'intestin grêle (l'un des organes les plus importants du tube digestif en volume, car il mesure plus de six mètres chez l'adulte).

Dans le duodénum, interviennent les sucs pancréatiques essentiels pour la digestion (découpage des glucides par les amylases et hydrolyse des protéines par les protéases) et la bile, sécrétée par la vésicule et stockée par le foie, qui remplit d'importantes fonctions pour la dissolution des lipides par des lipases. C'est principalement dans cette portion de l'intestin grêle que les produits alimentaires sont transformés en nutriments facilement assimilables par les cellules.

L'absorption des nutriments commence aussitôt que les sécrétions pancréatiques et biliaires ont provoqué la dégradation chimique des aliments.

4. Le côlon (ou gros intestin) renferme des bactéries qui produisent des vitamines. Les fonctions du côlon sont multiples : ce sont le stockage, l'absorption de l'eau, les échanges électrolytiques, la formation de fèces et des produits de dégradation qui aboutissent à la défécation.

Lorsque je m'alimente trop peu en protéines animales, je parviens très mal à digérer la viande. Après une reprise régulière et modérée d'un régime en partie carné, la production de sucs gastriques et pancréatiques reprend, et tout rentre dans l'ordre.

La digestion est un processus naturel qu'il convient de ne pas perturber :

– Un excès de boisson au cours des repas diluera le bol alimentaire et ne permettra pas aux sucs gastriques d'intervenir dans des conditions optimales.

– L'absorption de boissons trop fraîches au cours du repas trouble la digestion qui doit se faire à une certaine température. Pour réchauffer le bol alimentaire, il faudra un certain temps et une énergie qu'il n'est pas nécessaire de gâcher à cet effet.

– La consommation de boissons gazeuses gêne également l'action des sucs gastriques en raison de leur apport en gaz. Il est préférable de les boire en dehors des heures de repas. Elles contiennent presque toutes un taux de sodium à prendre en compte, il ne faut pas en abuser.

La constipation constitue un danger pour l'organisme : les toxines empoisonnent le corps par défaut des fonctions d'évacuation.

Il faut savoir observer son corps jusque dans ses selles et comprendre les raisons d'une constipation (ou l'inverse). Si elle est passagère, elle peut être due à un stress ou à une désorganisation de la vie quotidienne ; si elle est chronique, elle doit être soignée car elle est le signe d'une désorganisation généralisée de l'organisme.

➢ Évitez de grignoter à toute heure ! Le système digestif doit pouvoir se reposer.

➢ Mangez des fruits en dehors des repas ou lors de l'apéritif.

➢ Équilibrez votre alimentation sur la journée.

➢ Évitez le plus possible les dîners lourds et copieux.

➢ Buvez de l'eau entre les repas, mais uniquement de l'eau en bouteille si vous n'avez pas la chance d'avoir une eau pure à votre robinet, de source sûre !

➢ Changez de marques d'eau, choisissez-en une plus minéralisée le soir, peu minéralisée le matin afin d'éliminer.

➢ Buvez un peu de très bon vin rouge de temps en temps.

➢ Utilisez de l'eau filtrée pour vos boissons chaudes et vos cuissons. Achetez une carafe munie d'un filtre, ou adaptez un filtre à votre robinet d'évier.

➢ Rendez vos locaux de travail et vos lieux de vie entièrement non fumeurs. C'est vital.

À propos des associations alimentaires

Il convient de diversifier le plus possible son alimentation en fonction des saisons et de ses activités, en mangeant de tout. Cependant, il ne faut surtout pas manger de tout au cours d'un même repas, ce qui reviendrait à tout mélanger dans le bol alimentaire et à créer des oppositions contrariant l'assimilation et la digestion des aliments. Cela peut se traduire par des symptômes immédiats, comme une baisse de tonus et de vigilance après les repas, des maux de tête, des nausées, des rejets gastriques et des flatulences. Cela peut ensuite se manifester par une constipation ou une colique, et, à la longue, préparer un terrain inflammatoire (arthrite, arthrose, sinusite).

Nous l'avons vu, dans le mécanisme de la digestion, les aliments ne sont pas tous transformés au même endroit, au même moment, ni avec les mêmes enzymes. Aussi n'est-il pas bon d'associer des aliments **acides** et des aliments composés principalement d'**amidon.** On évitera donc les mélanges tels que : steak et pâtes, sauce tomate et pâte à pain (pizza), fruits acides (kiwi, orange) et tartines le matin, ou confiture très sucrée (au sucre raffiné) et pain, ou encore sucre blanc et farine (gâteaux industriels), ou yaourt et céréales et fruits (müesli à la Suisse)... Bonjour les dégâts !

D'une façon générale, le mélange : **lait + acide** n'est vraiment pas bon – j'entends pour la santé, non au goût, bien sûr.

• Il est vrai qu'un « renversé », comme disent les Suisses romands avec leur charmant accent chantant, c'est tentant, ainsi qu'un vrai chocolat chaud. Mais cet élixir se transforme en poison et donne du fil à retordre aux mécanismes de la digestion. Abandonnez-le et mettez-vous à consommer avec parcimonie un café pur arabica nature, au faible taux de caféine, qui sera plus léger.

• Un milk-shake réalisé avec des fruits frais (fraises, kiwis) ou des sirops industriels au sucre blanc (additionné d'acide citrique) secoue également l'estomac.

• Le lait de soja tourne encore plus vite que le lait de vache ; ce qui rend indigestes le müesli au soja et les yaourts de soja aux fruits.

• **Protéines + graisses ou protéines + protéines**

– Au cours d'un repas, si vous avez mangé de la viande (une belle entrecôte, par exemple), faites l'impasse sur le fromage (on dit bien que « l'on ne doit pas manger la vache et son lait » !) et vous n'êtes pas invité à compenser par un dessert gras et sucré (il n'est même pas utile du tout !).

– Le steak avec un œuf à cheval est trop conséquent en protéines animales qui s'assimilent différemment.

– Une protéine animale « lourde » – rôti, viande rouge, cuisse de dinde – ne sera pas servie avec une légumineuse productrice d'acide urique et dont le taux de protéines est important.

– Un sandwich associant du beurre et du saucisson vous surcharge en graisses saturées.

- **Graisses + graisses**

– Pas d'avocat mayonnaise, un jus de citron fera l'affaire ; on peut aussi le déguster nature, avec une pomme de terre en robe des champs ; pas de pitié pour le traditionnel roquefort + beurre, œuf mayonnaise, saumon sur canapé de seigle beurré.

– Pas de dessert sucré (le sucre raffiné est très acidifiant), ni de yaourt acide en fin de repas. En revanche, il est excellent en dehors des repas.

– Les pizzas ou les lasagnes, quand elles sont réalisées à l'italienne, avec des produits frais exclusivement, sont si savoureuses que je ne peux pas les décrier ! Cependant, elles représentent le type même de mets dans lequel tout est mélangé : amidon dans la pâte, acide dans la sauce tomate cuite très longtemps, protéines dans le jambon ou la viande, graisse dans l'huile ou les olives, lait dans le fromage des pizzas ou la béchamel des lasagnes. Sachez les apprécier, choisissez les meilleures, mais que cela reste exceptionnel !

À propos de sauce tomate, les goûts et les couleurs se discutent ! On croit souvent qu'une sauce tomate sera moins acide si on lui ajoute un morceau de sucre. Or cela ne fait que renforcer son acidité. Il faut se méfier des saveurs, qui sont trompeuses. Ainsi, le citron, mangé seul, est alcalinisant !

– Les desserts gras et sucrés comme la pâtisserie au beurre, les tartes à la pâte feuilletée, les gâteaux à la crème au beurre, etc., doivent être appréciés lors d'occasions particulières uniquement ; de toute façon, ne les mangez pas à la fin d'un gros repas.

Nous l'avons déjà évoqué, il vaut mieux éviter de manger des fruits crus en fin de repas, car ils provoquent la fermentation du bol alimentaire. Il convient de manger les fruits à fermentation rapide tels que baies, cerises, mangues, melons, papayes, pêches, poires, fraises..., soit trente minutes au moins avant le repas, soit deux heures après au minimum.

Les associations réussies

1. *Protéines et légumes pauvres en amidon*, c'est-à-dire presque tous les légumes, à l'exception des pommes de terre à purée, fèves fraîches, patates douces, châtaignes, potimarrons... Donc, par exemple : viande et légumes, légumineuses et légumes, ou encore omelette ou quiche aux légumes.

2. *Glucides lents et graisses végétales* comme céréales, légumes, pain avec huiles vierges, graines (sésame, tournesol, courge), oléagineux, avocat, olives noires (les vertes sont acides) ou avec graisses animales légères comme fromage frais et pommes de terre en robe des champs (à la savoyarde) + ciboulette ou persil ; ou la purée de pommes de terre au lait entier ou encore avec beurre cru ou brousse de brebis.

3. *Céréales et légumineuses*, car les acides aminés contenus dans les premières complètent ceux qui

existent dans les secondes pour former la chaîne protéique du muscle. Les céréales accompagnées de légumineuses seront servies sans amidon ni acides (donc pas de pommes de terre, ni artichauts, ni de sauce tomate, et, en salade, supprimer le vinaigre).

N.B. La pomme de terre est un légume basique, c'est-à-dire qu'elle neutralise l'acidité présente dans l'organisme à la suite de tension nerveuse ou d'efforts physiques, par exemple.

4. *Céréales et protéines légères*, telles que pâtes ou pain ou riz et œufs, ou jambon maigre ou mozzarella (fromage peu affiné).

5. *Glucides rapides entre eux.* Au petit déjeuner ou avec un repas léger, cake ou biscuit et compote ou crème anglaise.

Un tableau permet de lire facilement les fonctions plus ou moins acidifiantes des aliments :

Très acidifiant à	Acidifiant	Équilibrés à	Alcalinisant
Alcools	Viandes, poissons	Pain complet	Fruits et jus de fruits
Cafés, thés noirs	Gibiers, volailles	Céréales complètes	Soja ++
Farines blanches et dérivés, charcuterie		Germe de blé	Légumes, avocat, betterave rouge

Sucres blancs, fromages forts		Sucre non raffiné	Pommes de terre ++
Huiles raffinées	Légumes secs		Jaune d'œuf
Chocolat	Asperges		Yaourt
	Artichauts		Lait en poudre, sucre brut

Acide phytique dans le son.
Acide tanique dans le thé et dans le café.
Acide oxalique dans l'alcool et les cigarettes.
Ces acides empêchent l'assimilation des minéraux.

Les orientations nutritionnelles

En général, les femmes et les enfants ont presque la même orientation nutritionnelle, qui se caractérise par un déficit en protéines et en glucides lents, et un excès de glucides rapides (plus de graisses du côté des enfants).

• **La femme** à l'existence mouvementée délaisse provisoirement la cuisine et ce qu'elle englobe (prévisions, achats, confection, cuisson, conservation et dégustation) au profit de tâches professionnelles. Certes, c'est du temps de gagné sur tout ce qu'elle doit faire dans la journée, mais ce n'est pas gagné pour la santé !

Car, malgré tout, le plus souvent la gent féminine ne souhaite pas prendre de l'embonpoint. En croyant bénéfique la suppression de repas et d'aliments dits caloriques, elle se nourrit souvent de substituts de repas : poudre pour boissons, potages spéciaux, barres protéinées, biscuits de régime... et j'en passe. À cela s'ajoutent les produits laitiers allégés (yaourts à 0 %, crèmes dessert aux édulcorants, fromages frais à 0 %). Si elle se met à table, ce sera pour une salade composée. Si elle achète un sandwich, c'est un pain de mie crudités ; et elle tartine aux margarines allégées... Voilà le problème.

Cette femme qui, depuis plusieurs années déjà, est prise dans un tourbillon d'activités aurait besoin de céréales complètes cuites (riz, blé, épeautre), de protéines végétales (lentilles) et animales (poissons des mers froides, œufs, un peu de viande), de bons potages maison minéralisés, de vitamines A et D contenues dans le gras des laitages, des Oméga 3 et 6 des huiles vierges (de soja ou d'onagre), de pommes de terre pour neutraliser les acides, etc. Bien au contraire, elle prétend que pain, pâtes, riz et patates font grossir. De l'huile... quelle horreur ! La viande, elle n'en veut plus... Quant à faire une soupe, c'est trop long.

Résultat : la femme s'oxyde, sa nervosité la mine... Son alimentation est :

– Très pauvre en magnésium et même en calcium, le premier étant indispensable à l'assimilation du second. Les oléagineux, riches en calcium et en magnésium, pourraient y remédier.

– Dénaturée à cause de la consommation excessive de produits déshydratés transformés en barres, biscuits, poudres...

– Nocive car incluant trop d'édulcorants, de graisses hydrogénées, d'antibiotiques dans les laitages non bio, voire de soja transgénique contenu dans de nombreux produits.

– Pas si allégée que cela, car une salade est toujours copieusement arrosée d'assaisonnement tout prêt, le sandwich contient trop de mayonnaise industrielle et les barres ou biscuits ont un pourcentage trop élevé de glucides rapides.

– En revanche, trop pauvre en acides gras essentiels (huiles végétales, noix, soja, colza, graines de tournesol, oléagineux, poissons des mers froides).

– Mal adaptée à sa nature de femme. Parce que les femmes ne pratiquent que modérément le sport, qu'elles mangent peu de protéines, elles sont aussi menacées par l'ostéoporose ; le café, l'alcool, les cigarettes et le sel (sodium) provoquent la fuite du calcium des os. Une supplémentation en calcium-magnésium est indispensable dans ces cas-là (Ostéoprévent Vit'all plus).

• **L'enfant** ne se soucie pas de ses calories, il lui en faut, il en brûle, toutefois moins qu'avant car il a moins d'activités de plein air. Il est très agité ou trop lent si on lui fait faire quelque chose. Sa croissance et sa scolarité exigent sensiblement les mêmes nutriments que ceux qui sont nécessaires à sa maman :

– des glucides lents (pain, riz, pâtes, patates, lentilles) ;

– des protéines animales et végétales ; plus de viande (quatre à cinq fois par semaine) que pour les adultes, et des oléagineux (amandes, noix du Brésil) ;

– des minéraux dans les légumes ;

– des vitamines dans les fruits frais ;

– des laitages : oui, mais pas trop sucrés, ni gras.

Attention aux crèmes dessert et glaces, aux yaourts aux fruits qui contiennent des colorants, des conservateurs et des sucres raffinés.

Je préfère pour eux un bon fromage blanc avec de la compote ou de la confiture maison.

Hâtez-vous lentement, ne vous précipitez pas sur les pseudo-glucides lents. Méfiez-vous des publicités qui vantent les mérites des biscuits destinés aux enfants, sources de glucides lents, protéines et calcium ! Ces gourmandises à base de farine blanche et de sucre raffiné, de confiture ou de lait et de chocolat ont un pourcentage élevé de sucres rapides et contiennent des « traces » des nutriments évoqués.

Récemment, avec la réglementation que suscite notre harmonisation européenne, on assiste à une éclosion de publicités pour les « alicaments », ces aliments qui sont censés vous apporter la santé ou vous la rendre : margarine aux Oméga 3, yaourts au bifidus, biscuits à la farine complète, etc.

• **Jeune homme** : acné – sexualité = pas de sucreries. Vous avez besoin de zinc que vous trouverez dans les graines et oléagineux.

• **Jeune femme** : syndrome prémenstruel = huiles de bourrache et d'onagre et glucides lents, zinc et magnésium que vous trouverez dans les oléagineux. Pas de sel ni de café.

• **Les messieurs**, moins nerveux, ont pris leur rythme de croisière depuis belle lurette, habitués à leurs journées professionnelles, sans tâches annexes... L'égalité parentale commence... et l'instabilité de l'emploi menace... L'oxydation les atteint...

L'homme se met plus souvent à table et se pose encore assez régulièrement devant une assiette. C'est plutôt l'excès qui le guette : trop gras, trop salé, pas assez de fruits et de légumes crus, pas assez de drainage. Il devrait boire de l'eau et évacuer, mais diminuer les apéritifs. L'homme est menacé de cystite, infection urinaire, calculs rénaux.

En ce qui concerne la prévention contre les éventuels problèmes prostatiques, pensez aux graines de courge, à l'huile de pépins de courge et à tout ce qui contient du zinc.

Chapitre 3
Les bonnes habitudes alimentaires

Optez pour la qualité

Depuis que les graves maladies liées à la malnutrition ont été éradiquées des sociétés modernes et tant que la chimie n'avait rien à voir avec notre alimentation, il n'était pas question de risque alimentaire. Les intoxications existaient, certes, elles étaient parfois bénignes, parfois plus graves, mais beaucoup pensent qu'elles contribuaient à renforcer le système immunitaire. On n'avait pas peur de l'évolution bactérienne normale et naturelle des champignons ou de la moisissure des fromages, par exemple, ni du moisi à la surface d'un pot de confiture. Les produits laitiers étaient à base de lait cru qui caillait et que l'on pouvait utiliser encore, tout comme une crème aigre ; ils se conservaient moins longtemps mais n'étaient pas dénaturés ; le corps savait les digérer et éliminer les bactéries, on s'auto-immunisait, on se vaccinait naturellement.

Ce qui est délicat et dangereux, actuellement, c'est qu'il n'est plus possible de constater visuellement la transformation des produits frais, en raison des traitements de conservation qu'ils ont subis : un lait UHT ne caille jamais mais devient toutefois nocif au bout de plusieurs jours ; une confiture ne moisit plus après ouverture mais, à la longue, elle prend un goût infect et se couvre d'un film blanchâtre imperceptible. Les pommes de terre ne germent plus, le traitement chimique qu'elles ont subi les en empêche. (Pour ma part, je m'amuse à creuser un trou dans un coin du jardin, au printemps, et j'y enterre les vieilles patates de la saison dernière, pleines de bourgeons. Quelques semaines plus tard, j'ai la joie de bêcher quand les fanes s'affaissent pour récolter une poignée de délicieuses pommes de terre nouvelles.) Aujourd'hui, la vache folle, le poulet à la dioxine, les saumons d'élevage, voire les cultures de maïs transgénique doivent nous rendre prudents car on a pu constater leurs ravages.

En raison de mauvaises habitudes alimentaires, de trop nombreuses personnes sont affectées de maladies graves et irrémédiables, telles que les maladies cardiovasculaires, l'obésité, le diabète, les allergies, et même le cancer.

Si vous roulez au volant d'une voiture puissante, sur la route, et si vous apercevez un radar fixe chargé de contrôler votre vitesse, allez-vous appuyer sur l'accélérateur en vous disant « Tant pis pour l'amende » ou, pire, « On verra bien si on m'enlève mon permis de conduire » ?

À table ou au supermarché, le problème est le même. Face à l'opulence, on peut céder à la facilité et se suralimenter en produits transformés, pleins d'additifs chimiques. Vous pouvez aussi vous limiter par la raison : les plaisirs momentanés que vous procurent ces tentations vont vous amener des problèmes plus ou moins importants par la suite : cholestérol, excès de tension, diabète, arthrite, urée, ulcères, cancers pour les plus graves, acné, sinusite, bronchite, indigestion, excès de poids pour les plus simples à résoudre.

Souvent, lorsque je suis attirée par quelques-uns de ces emballages alléchants ou par une vitrine remplie de mets trop gras ou trop sucrés, je porte mon attention sur les ingrédients et, en m'imprégnant de leur composition, je m'en détourne en songeant aux dégâts !

Parce que le radar n'est pas toujours branché et qu'il n'est pas présent partout, en effet vous pouvez passer au travers ; mais, si vous tentez de le défier trop souvent, la sanction risque sûrement de vous atteindre...

Il importe donc d'avoir ce souci permanent de recherche de produits vivants, naturels et non traités, pour tout ce qui concerne directement notre organisme, comme la nourriture ou les vêtements en contact avec la peau, mais aussi, plus insidieusement, comme les produits d'entretien, les lessives, les matériels de cuisson, les peintures, les désodorisants, les savons...

Le bio, qu'est-ce que c'est ?

Le label AB (Agriculture biologique) est officiel ; il est contrôlé très sérieusement par une administration compétente et les professionnels qui optent pour cette spécialisation sont très consciencieux et attachés à la qualité. Peu de dérives sont constatées à ce jour, malgré l'utilisation de quelques « astuces » en matière d'étiquetage qui provoquent la confusion chez les acheteurs les plus attentifs.

Il n'est pas difficile de comprendre que le poulet ayant vécu en plein air, les œufs de poules élevées au grain dans la cour de la ferme, le veau nourri sous la mère (et non aux farines dès les premiers jours de son existence) et qui prend le temps de grandir, le lait, la crème, le beurre provenant de vaches bien nourries à l'herbe en zone de montagne, les poissons nageant librement dans la mer ou les rivières sont bien meilleurs que les produits fabriqués en batterie, non seulement sur le plan du goût, mais aussi sur le plan nutritif ; de plus, les conditions d'existence de ces animaux sont bonnes, pas de souffrance, ni de stress.

Il faut donc être vigilant et acheter d'abord des produits de bonne qualité, naturels ou bio, étiquetés comme tels.

L'alimentation bio, c'est cher ?...
En confectionnant vous-même le plus de plats possible à la maison, selon des méthodes faciles, rapides et goûteuses, avec de bons ingrédients, vous économiserez beaucoup d'argent. Les plats tout prêts et tous les produits transformés cuisinés valent cher, au total...

La pollution des nappes phréatiques, celle de l'air ou la proximité d'autres cultures qui utilisent des pesticides ne mettent pas les agriculteurs bio à l'abri des problèmes de ce monde. Un producteur de volaille, de viande, de lait, de fruits ou de légumes dont vous connaissez l'exploitation et à qui vous savez pouvoir faire confiance n'a pas forcément besoin d'avoir le label bio. Il existe des agriculteurs soucieux de la qualité qui ne souhaitent pas subir des contrôles administratifs tatillons dans le cadre d'une production labellisée et qui produisent pourtant d'excellentes marchandises, surtout dans les campagnes où ils commercialisent leur production directement sur les marchés plutôt qu'auprès des grandes surfaces qui se fournissent trop souvent aux meilleurs prix en « assassinant » les petits producteurs.

La production alimentaire de masse, encouragée par les pouvoirs publics, dont le seul critère est la productivité, est le fournisseur privilégié des grandes surfaces. Pesticides, insecticides, désherbants, sélection de semences puis cueillette avant maturation, mûrissement en chambre chaude, froide ou tiède, et même ionisation nous procurent des produits à l'apparence lisse et brillante, mais dont on peut se demander si la qualité nutritionnelle est à la hauteur. Le même raisonnement est valable en ce qui concerne l'élevage lorsqu'on connaît les injections d'hormones, d'antibiotiques, ajoutées aux farines alimentaires provenant elles-mêmes de la culture intensive de céréales spécifiquement destinées au bétail et, bien sûr, que dire des tristes conditions de concentration des bêtes !

Toutes ces méthodes négligent l'importance des vitamines, des oligo-éléments et des sels minéraux dont la carence entraîne une mauvaise exploitation des macro-nutriments par l'organisme. Elles prennent soi-disant en compte votre portefeuille mais il ne faut pas avoir une vue à court terme : votre santé est trop précieuse pour que vous puissiez vous permettre de faire des économies sur son dos ! Pas d'économies sur la nourriture ne signifie pas acheter plus pour mieux gaspiller, mais acheter bien.

De plus, il faut savoir compter car les produits qui vous semblent chers à l'achat vous permettront de confectionner un plat peu onéreux. Par exemple, le riz complet peut vous paraître plus cher que le riz blanc, mais un plat de riz complet et de lentilles, qui possède la même valeur nutritive qu'un steak, représente un coût mineur.

Alors qu'exceptionnellement je faisais mes provisions dans un hypermarché (c'était un lundi, jour sans marché, et les petits commerces étaient fermés) et que je sélectionnais méticuleusement aliments frais et secs parmi ceux déclinés en bio, j'entendis cette réflexion de la caissière qui scrutait ma note :

— Eh bien dites donc, le bio, c'est rudement cher !

Habituée à cette réflexion classique, je lui répondis en souriant que mon choix d'une certaine qualité de vie écologique, apparemment plus coûteux à court terme, portait ses fruits sur la durée ; en effet, à long terme beaucoup de maladies ont toutes les chances d'être évitées, ce qui diminue le déficit de la prise en charge collective des soins ; et l'adoption globale de cette démarche participe aussi au maintien de l'équilibre de notre environnement, si souvent perturbé par des sorciers plus vraiment apprentis !

J'ajoutai qu'un aliment sain apporte beaucoup plus de nutriments qu'un produit dénaturé. Ainsi, les quantités consommées sont plus faibles, quelques tranches de pain complet et une assiette de riz entier remplissent bien plus un estomac qu'un plat composé d'aliments raffinés, vides de substances...

LES LÉGUMES

Si l'on compare des légumes fertilisés organiquement à des légumes chimiquement fertilisés (engrais azotés, phosphatés, potassiques et composés), traités avec des insecticides, des herbicides et des fongicides, on note les différences suivantes pour la première catégorie par rapport à la seconde :

AUGMENTATION DE LA TENEUR DES LÉGUMES BIO OU NATURELS

Matière sèche	+ 23 %
Protéines	+ 17 %
Sucres	+ 19 %
Acide ascorbique	+ 28 %
Calcium	+ 10 %
Potassium	+ 18 %
Phosphore	+ 13 %
Fer	+ 77 %
Nitrates	- 97 %
Acides aminés	- 42 %
Sodium	- 12 %
Magnésium	± 0 %

Dans les fruits et les légumes, la peau, protection naturelle de la chair, retient tous les traitements chimiques : il faut donc les peler lorsqu'ils ont été traités. Au contraire, habituez-vous à manger peau et trognon des produits sains (les pépins sont très riches).

C'est la même chose pour les autres aliments complets : dans une céréale ou une légumineuse, leurs enveloppes, le son, la cosse sont les plus touchés par les traitements.

Pour les agrumes, s'ils sont garantis bio, les zestes sont utilisables : stimulant de la vésicule, très vitaminés, ils abritent dans la partie blanche de leur peau, les bioflavonoïdes (ou vitamine P) qui augmentent l'assimilation de la vitamine C contenue dans la pulpe. Ces bioflavonoïdes renforcent la solidité des capillaires et les rendent plus élastiques... Pensez à laver pommes, poires, fraises, abricots, carottes, raisins, etc., avant de les déguster. La peau des fruits et des légumes est un agent de propagation idéale des microbes ou des virus !

Comment choisir les légumes ?

Carottes, haricots verts, courgettes et aubergines (brillantes), navets, radis doivent être fermes au toucher. S'ils sont mous, si l'on y enfonce le doigt ou s'ils peuvent plier sans casser, ne les choisissez pas.

Un morceau de courge ferme, brillant et bien pigmenté ne se conserve pas très longtemps, il pourrit. Faites rapidement votre soupe ou votre gratin.

Les tomates, trop fermes et trop régulières, de couleur trop pâle ou trop vive, surtout lorsque ce n'est pas la saison, proviennent de serre et sont donc sans goût et sans intérêt. Les meilleures, rouge dense, voire vieux rose ou jaune (d'anciennes variétés), ont souvent la marque de leur attache au plant et peuvent être un peu vertes à cet endroit ou fendues en croix.

Pour les légumes et les fruits qui en possèdent, il est préférable de les acheter avec leur queue ou leur tubercule, ce qui les protège des agressions extérieures (pollution, sécheresse de l'air) et les conserve. Savez-vous que la queue d'un bel artichaut frais et vigoureux vaut le cœur de ce légume ami du foie ? Ne la jetez donc pas, pelez-la sommairement pour enlever la partie fibreuse et faites-la cuire. Les premières feuilles vous indiquent sa fraîcheur... Si elles sont ternes, noires, sèches, recroquevillées, décidez-vous pour une autre entrée ! Un poireau vinaigrette ou un fenouil, par exemple. Le fenouil est meilleur accompagné de ses longues tiges feuillues qui doivent être bien vertes, alors que le bulbe doit être blanc et ferme.

Si l'extérieur est un peu jaune ou si la naissance du bulbe est noire, il sera bon pour les lapins... Le même critère vaut pour les endives. Les salades doivent être à température fraîche, humides, et seules une ou deux feuilles extérieures devront éventuellement être jetées.

Les pommes de terre ne doivent pas présenter de taches vertes ; c'est qu'elles ont été sorties de leur terre. Entreposez-les à l'abri du jour.

Comment choisir les fruits ?

Cela dépend de l'époque de l'année car, en hiver, si vous achetez des pommes ou des poires, celles-ci auront été cueillies à l'automne et, bien qu'elles soient encore bonnes, leur aspect n'est pas toujours impeccable. Elles peuvent être un peu molles et légèrement flétries, ce n'est pas grave, cela vaut mieux que celles qui sont spongieuses et bonnes à jeter, ou arrivent vertes de l'hémisphère sud. Regardez les fruits à la naissance de la queue : ils ne doivent pas être mous (signe précurseur d'une pourriture proche), ne doivent pas comporter de taches verdâtres sous-cutanées, signe de traitements chimiques. Dès les mois de juillet, août, vous achèterez des pommes primeur, fermes et juteuses, aux jolies couleurs rouge, rose ou verte.

Un agrume doit être ferme, la peau n'est pas brillante et lisse, mais plutôt mate à l'origine et inégale. Les mandarines corses, les citrons de Sicile ou les premières oranges des Baléares ou du sud de la France arrivent souvent dans nos magasins encore avec leurs feuilles et quelques branches. Si vous sentez de l'air entre le fruit et la peau, la mandarine sera sèche.

L'avocat, mi-fruit, mi-légume, est un bon accompagnement pour les céréales, les pommes de terre ou un sandwich aux crudités. C'est un fruit neutre, mi-acide, mi-basique, d'autant plus gras qu'il sera moins aqueux ; du Mexique, la variété Hass, granuleuse, est plus grasse que celle à peau lisse qui provient d'Israël. Les « sauvages » énormes qui arrivent de Madagascar ou de Nouvelle-Guinée sont très juteux (mais très rares). Ils voyagent toujours avant maturité, donc vous les trouverez souvent relativement fermes en magasin. Encore un test avec la queue ! D'abord, celle-ci doit être présente ; ensuite, si vous tentez de la détacher, elle doit résister et, tertio, si elle part, la chair apparente doit être d'un beau vert clair. Si elle est marron : à jeter. Pour déguster l'avocat, s'il n'est pas mûr, laissez-le dans une pièce tempérée enveloppé dans un linge ou un papier non traité pour qu'il ne sèche pas. Mais évitez le papier journal qui le contaminera avec son encre d'imprimerie.
Idem pour les bananes.
Achetez bien ces fruits en qualité bio car en agriculture traditionnelle, ils sont très traités ; les travailleurs de ces productions sont victimes de maladies dues aux produits chimiques utilisés.

En Colombie, en 1990, avaient lieu les championnats du monde sur route à 2 500 m d'altitude ; la petite ville qui accueillait cette épreuve se situait à deux heures de Bogota, en pleine campagne.

J'avais, comme d'habitude, fait une visite de courtoisie au personnel de la cuisine. « Buenos dias. » Une façon amicale de faire connaissance pour demander par la suite quelques services. Une inspection déguisée, aussi, pour apercevoir, l'air de rien, réserves, frigo, plan de travail et menus...

Pour les légumes, aucun problème ; c'est dans ce pays, au marché de Peireira, que j'ai vu un jour les plus grosses carottes : une rondelle avait la section d'une aubergine ! Et les Colombiens ont des dizaines de variétés de pommes de terre. Quant à la viande... je restai mesurée. Avant un objectif important, je nettoie toujours mon organisme en éliminant, sans lui apporter de déchets. J'ai ainsi un rendement formidable : mon sang est purifié...

Donc, je me contentai presque quotidiennement de pommes de terre, carottes, riz complet bio que j'avais acheté dans la capitale. Mais il me fallait des protéines... En revenant de la reconnaissance du circuit, je m'arrêtai dans une ferme où de nombreuses poules affairées à picorer pointaient leurs croupions en l'air. Le gamin qui jouait là, entouré de trois corniauds, appela sa mère à ma demande et l'affaire fut conclue. Cette femme me donna plusieurs œufs dont les jaunes se révélèrent orange et très goûteux, signe de nourriture de plein air, et ajouta même une belle part de cake qu'elle venait de faire. Quelle gentillesse, quelle bonté, elle ne voulut même pas d'argent. Cette paysanne était pauvre et elle m'offrait encore quelque chose ! Je la remerciai chaleureusement et, le lendemain, je revins avec quelques bricoles pour les enfants : casquettes France, porte-clés, bidons...

Voilà ce qui fait la richesse de nos déplacements, tout au long de ma carrière : la rencontre de gens de tous les milieux et la naissance d'amitiés, même d'un jour...

LES SUCRES (FRUCTOSE)

Ils se trouvent à l'état naturel dans les fruits et les fruits secs, le miel, la canne à sucre.

La plupart des sucres blancs proposés à la consommation sont issus de la transformation de betterave sucrière. Ce produit, très raffiné, invention des laboratoires des chimistes, n'ayant pas bon goût à la sortie du raffinage, il doit lui être adjoint du bleu solanthrène pour qu'il prenne la couleur blanche. Ce sucre industriel est du saccharose formé à parts égales de glucose et de fructose. L'organisme humain n'a pas besoin de plus de 8 à 10 g de fructose par jour, une quantité qui lui est largement fournie par les fruits et le miel.

Le sucre industriel que l'on consomme à outrance contribue à augmenter brutalement le taux de sucre dans le sang (glycémie), ce qui provoque une sécrétion d'insuline tout aussi brutale afin de rétablir l'équilibre. La glycémie va alors chuter rapidement, entraînant un état de fatigue, des malaises et souvent la faim qui provoque une nouvelle envie de sucre telle que le phénomène peut se reproduire fréquemment.

Le chocolat a certaines qualités nutritionnelles ; il est surtout calorique, une tablette de 125 g contient 600 calories, des lipides en grande quantité, du sucre et du magnésium, ce qui donne un bon alibi aux gourmands. Mais cette gourmandise n'est pas obligatoire. La consommation de cacao est tolérée en journée, par temps froid.

Les céréales

Les farines obtenues par mouture simple entre des cylindres d'acier ont l'inconvénient de ne pas se conserver car elles contiennent des éléments encore vivants qui attirent les parasites. Les industriels ont choisi de débarrasser le grain de ses enveloppes externes (le son) et du germe qu'il peut contenir avant de le moudre, afin de répondre au goût des gens pour les aliments raffinés au sortir de la Seconde Guerre mondiale : après des années de terrible disette, on a donc délaissé le pain noir au profit de la baguette blanche. Or, c'est précisément l'enveloppe du blé qui renferme tous les nutriments. La farine obtenue après raffinage est composée uniquement d'amidon (encore du sucre !), elle a été privée de sa richesse en protéines, oligo-éléments et vitamines.

Le germe de blé est une excellente source de vitamine E, antioxydant, protectrice contre les maladies cardio-vasculaires.

Il est évident que, lorsque les cultures de céréales sont traitées avec des pesticides et des engrais chimiques, on ne peut pas moudre le grain intégral car on retrouverait dans la farine ces produits, concentrés dans l'enveloppe. *La farine complète ne peut être issue que de céréales de culture biologique ou naturelle et doit être contrôlée.*

TABLEAU DE QUALITÉ DES FARINES

	TAUX D'EXTRACTION	TAUX D'ÉLIMINATION DU SON
Farine blanche ou fleur de farine	25 %	75 %
Farine mi-blanche	70 %	30 %
Farine bise pour pain complet	85 %	15 %
Farine intégrale	Contient tous les éléments du grain mais doit être utilisée dans les 3 semaines	0 %

Le pain doit être fabriqué avec de la farine de blé issu de l'agriculture biologique, de l'eau de source et du levain naturel sans levure chimique, ce qui vous garantira qu'il contiendra entre autres du calcium, du fer et du manganèse directement assimilables, et qu'il rééquilibrera votre flore intestinale. Le pain de blé germé est rare mais excellent, très digeste et nutritif. Si vous mangez du pain complet ou du pain au son, choisissez-le certifié biologique.

On trouve dans certaines boulangeries du pain à la farine moulue à la meule de pierre. Mmummm ! c'est bon...

Il existe sur le marché de nombreuses sortes de pains, dont principalement :

1. Le pain blanc courant, fabriqué avec une farine très blanche qui ne contient que de l'amidon et qui provient de blé cultivé avec des engrais chimiques et des pesticides, stocké avec des conservateurs et des additifs. Ce pain est ensuite fabriqué avec des levures industrielles auxquelles on ajoute des améliorants (farine de fèves, acides ascorbiques) ; le tout est pétri dans un pétrin à vitesse rapide pour obtenir un pain bien gonflé, malheureusement carencé en éléments nobles du blé, et trop riche en hydrates de carbone et glucides (amidon).

2. Le pain blanc au levain de levure, souvent appelé « pain au levain », qui n'est autre que le même pain auquel on a ajouté du levain sec déshydraté. Le goût est certes amélioré, mais il manque toujours les éléments nobles du blé.

3. Le pain complet, qui contient une partie plus ou moins importante du germe, du son, et donc de protéines, de sels minéraux et de vitamines. Mais il faut distinguer les pains complets courants fabriqués avec de la levure et ceux garantis au levain sans levure. En effet, les enveloppes du blé contiennent de

l'acide phytique ; or cet acide transforme le calcium, le magnésium, le fer, le zinc, le cuivre, en formant du phytate de calcium et autres phytates, et rend ces minéraux inassimilables par l'organisme, ce qui peut entraîner une carence. Il faut donc éviter cette variété de pain si votre ration alimentaire est trop pauvre en calcium, fer, magnésium, zinc, cuivre.

4. Le pain complet au levain naturel apporte un maximum de nutriments, surtout lorsque la farine provient de l'agriculture biologique. Au cours de la lente fermentation de ce pain complet au levain naturel sans levure, l'acide phytique est neutralisé par un autre élément naturel du blé, dénommé phytase ; le calcium et les autres nutriments seront désormais assimilables.

À poids égal, ce pain fera moins grossir que le pain blanc, sa digestion sera meilleure et votre flore intestinale sera rééquilibrée sans brutalité. Ce pain complet, très riche en fibres, peut provoquer quelques irritations intestinales chez les personnes sensibles.

Pour ma part, j'aime bien avoir chaque matin au petit déjeuner des tartines de différentes sortes de pain : complet, semi-complet, campagne, baguette (on en trouve d'excellentes, sans améliorants), multicéréales, germe de blé, blé germé... En France, nous avons tant de bonnes boulangeries, faites votre choix !

LES HUILES

Lorsqu'on extrait l'huile par première pression à froid, le rendement est de l'ordre de 30 % des lipides de constitution du produit de base. Les huiles industrielles sont fabriquées à partir d'arachides cultivées dans des pays étrangers qui utilisent bien souvent des pesticides interdits en France. Les industriels ont ensuite la bonne idée de chauffer les fruits ou les graines et de leur adjoindre des solvants de façon à doubler le rendement (voire plus) : cette opération, au cours de laquelle on utilise de l'acide sulfurique ou du sulfate et de l'acide de sodium, est la démucilagination. Leur goût et leur odeur se trouvant altérés, il convient alors de les filtrer, les désodoriser et de décolorer le jus obtenu afin de le rendre comestible et appétissant : ce sont alors la neutralisation par des lessives de soude, la désodorisation par chauffage et utilisation de chlorure de zinc, et la décoloration par le bioxyde de chlore, le bicromate de potassium. Ces traitements chimiques ne sont pas sans effet sur les huiles ainsi fabriquées, et je conseille donc de les laisser dans les rayons des magasins qui les proposent à la vente et de consommer exclusivement des « huiles vierges issues de première pression à froid ».

LES MARGARINES

Elles ne doivent pas être hydrogénées (technique qui consiste à durcir leurs graisses), sinon leurs qualités sont détruites, et elles deviennent des graisses saturées nocives. Il ne faut en aucun cas les cuire, mais on peut les consommer crues. En alternance avec le beurre, elles représentent de bonnes graisses végétales (olive, soja, colza, tournesol), si elles sont biologiques. Les margarines hydrogénées ont la réputation d'être cancérigènes.

LES BEURRES

Le meilleur est issu de lait biologique cru (sans pasteurisation), mais il a une durée de conservation très courte. Le beurre fait à la baratte est bon.

> J'insiste sur l'importance de consommer des produits laitiers bio. En effet, les animaux traités aux antibiotiques transmettent à travers le lait un « solde » susceptible de provoquer une résistance aux

antibiotiques dont l'administration se révélera inefficace le jour où le corps aura réellement besoin d'être soigné.

Les beurres dits allégés sont un mélange de beurre, de babeurre (liquide issu du barattage de la crème) et de graisses végétales, auquel on ajoute de la vitamine A, des émulsifiants et des conservateurs. Cet aliment artificiel est très bien dans les rayons des marchands, il faut donc l'y laisser !

Les fromages

Ils comportent trop souvent des nitrites et des nitrates, des résidus de pesticides, d'antibiotiques et d'aflatoxines, produits des moisissures d'oléagineux absorbés par les vaches, ainsi que des hormones administrées à ces animaux, sans compter les résidus de métaux lourds qui polluent les prairies – plomb, cadmium, mercure et autres... Il y a beaucoup de sel ajouté.

Un jour que j'entrais dans une boucherie-charcuterie bio, une dame d'un âge respectable se faisait servir du gâteau de foie. Attirée, j'en demandai la composition exacte car j'en avais déjà confectionné moi-même. Le boucher m'énuméra les ingrédients et ajouta, très fier, qu'il était excellent.

La mamie renchérit, en disant que ceux qu'elle confectionnait autrefois pour ses enfants étaient vraiment succulents.

— Pourquoi ne pas continuer à gâter votre petite famille ? lui demandai-je.

— Oh ! parce que j'ai mieux à faire !

— Alors là ! Cette conclusion est choquante, dis-je.

Bien sûr, c'est grâce à de tels raisonnements que mon artisan-commerçant trouve la récompense de la qualité qu'il propose. Mais prendre une demi-heure, voire une heure, pour offrir aux siens un mets qui ravit le palais et comporte des nutriments pour le bien de tous n'est pas une activité dévalorisante !

Certes, il n'est pas toujours possible de faire une cuisine très élaborée chaque jour, mais c'est parfois agréable et cela représente une création dont on peut tirer satisfaction.

Il est curieux de constater que l'on prend le temps de se laver, éventuellement de se pomponner, d'aller chez le coiffeur, etc., alors que l'on considère l'alimentation comme un acte accessoire, que l'on effectue par nécessité, sans schéma directeur, qui ne doit surtout pas empiéter sur d'autres activités dites prioritaires – scolaires, professionnelles... Sans devenir pour autant une obsession, l'alimentation doit trouver sa place dans votre emploi du temps quotidien, hebdomadaire ou mensuel : achats, confection, dégustation sont autant d'actes à « caser ». Tout comme devraient l'être quelques heures d'exercice physique par semaine. L'activité sportive provoque une meilleure circulation sanguine en améliorant la qualité du retour veineux, fortifie l'ossature, oxygène les cellules.

La viande et la charcuterie

Elles proviennent généralement d'animaux auxquels on administre des antibiotiques, des vitamines de synthèse, qui sont nourris aux farines animales et, s'ils ont eu la chance d'être alimentés avec des graines et du fourrage, ils ont néanmoins absorbé les résidus des engrais, des pesticides, des fongicides qu'ils transmettront en bout de chaîne aux consommateurs que nous sommes. De plus, leur croissance est forcée, leurs conditions d'élevage trop souvent violentes et barbares ; ils n'ont aucun espace vital, vivent dans des cages, subissent des transports en camion souvent pour de longues distances – ainsi, des veaux et des porcs nés en France sont transportés en Italie pour y être engraissés artificiellement ! Certains animaux vont de Hollande en Italie pour remonter en France, et passent ainsi deux jours de voyage sans aucune nourriture. Et, pour finir, leur abattage a presque toujours lieu dans des conditions de stress.

La charcuterie comporte la plupart du temps des nitrites et des nitrates ainsi que de nombreux additifs de fabrication tels que des substances aromatiques, stabilisants, conservateurs ou colorants...

Les abats sont très vitaminés : B6, B9 (acide folique), B12, fer, magnésium ; ils doivent être très frais, d'une qualité irréprochable – foie et rognons étant des filtres, ils doivent provenir de bêtes garanties élevées en plein air, sans hormones ni antibiotiques, nourries au grain (sans OGM) et au foin. Les abats sont toutefois chargés en acide urique et peuvent engorger un organisme faible.

Au cours d'un repas classique constitué de crudités, steak frites, salade, fromage, fruits, un Français moyen aura consommé – en prime – les résidus de ces différents produits de traitement : nitrates, nitrites, fenthion, lindane, dithianon, pyrazophos, diquat, terbemuton, difénamide, métribuzine, butraline, chlorprophame, aminotriazole, carbetamide, thiabendazole, propysamide. Bon appétit ! Quel chimiste peut prévoir le résultat de l'ingestion par l'organisme humain de toutes ces substances ? Faut-il y voir l'explication de tous ces cancers, maux de notre société, un cocon de pollutions en tous genres ?

Les additifs chimiques

En ce qui concerne les aliments labellisés bio, les additifs sont naturels : le colorant rouge, par exemple, provient de la betterave. Pour vous en rendre compte, coupez le légume et constatez les dégâts qu'il peut occasionner sur un vêtement ou sur les mains qui l'ont manipulé.

Évitez en revanche les arômes « naturels » : mon ami M. Béchet, arboriculteur souvent primé pour l'excellence de ses jus de fruits, avec qui je converse fréquemment sur le marché le samedi matin, m'a avertie de ses dernières connaissances en la matière : il s'agirait de champignons de culture... Pas si naturel, tout ça !

Les additifs chimiques sont tous à proscrire, ils n'apporteront rien de satisfaisant à votre organisme. Ils ont la prétention de doter certains produits de qualités qu'ils ne possèdent pas à l'état naturel et de mieux les conserver. Leur présence est indiquée sur les étiquettes par un E suivi d'un chiffre. Ils risquent, par contre, de provoquer des allergies, de perturber les effets métaboliques et, pour certains même, d'avoir des potentialités cancérigènes.

Les conservateurs, antioxydants

Ils peuvent être synthétiques, comme la vitamine C, dont la présence est indiquée par les mentions E 300, 301, 302, 303 ou 304, ou encore la vitamine E (E 306, 307, 308 ou 309). Mais on trouve aussi E 220, qui correspond à l'anhydride sulfureux destiné à lutter contre la formation de moisissure ! Ils peuvent être allergisants.

Les émulsifiants

Ils sont fabriqués industriellement : ce sont les lécithines E 322 (à éviter parce qu'issues de soja transgénique !), les glycérides E 422, les SPANS ou les TWEENS qui sont loin d'être inoffensifs. Certains peuvent provoquer des troubles digestifs par inactivation enzymatique. Les antirassissants utilisés par les pâtissiers et traiteurs industriels en font partie.

Les colorants

Il en existe plus de 600, mais ils sont si dangereux qu'une législation très stricte a limité l'usage à moins de 30 d'entre eux en France. Certains ont des potentialités cancérigènes, d'autres peuvent perturber la respiration cellulaire.

Les agents de sapidité

Beaucoup sont comme les colorants et n'apportent pas de qualité nouvelle à vos aliments, sauf celle d'en modifier le goût ! Les industriels japonais n'ont-ils pas inventé un procédé qui permet de vendre, sous l'aspect de petits cylindres roses, des filets de poissons insipides en leur donnant artificiellement la forme et le parfum de pattes de crabe ? On leur doit aussi les surimi qui relèvent du même procédé : poissons quelconques taillés en filet et parfumés à la crevette ou autre...

Les édulcorants

Réputés cancérigènes, ce sont des produits chimiques qui ont un pouvoir adoucissant comparable, voire supérieur, à celui du sucre. Ils sont censés remplacer celui-ci en vous évitant les inconvénients liés à la prise de poids, au diabète ou à la carie dentaire. Ainsi, l'aspartam, que l'on trouve dans les boissons « light » et semble dénué de toxicité, n'a rien de naturel. Il vaut mieux boire de l'eau ! Il existe un édulcorant 100 % végétal, contenant zéro calorie, qui pourrait obtenir un succès fou ; hélas, les industries chimiques qui ont le monopole ne risquent pas de favoriser ce produit inoffensif, mais concurrent, nommé « stevia », qui possède jusqu'à 300 fois le pouvoir édulcorant du sucre.

Nous consommons généralement trop de sucres rapides, de graisses et de protéines animales, de produits raffinés ainsi que de sel.
Vous me répondrez à cela : « Non ! Il y a très peu de sucreries à la maison, je ne consomme pas de beurre, je n'achète pas toujours de la viande et je sale peu. »
Certes, mais la part la plus importante de ces nutriments se trouve dans les aliments transformés tels que biscuits, sodas, pâtisseries, petits pains ou brioches industriels, produits laitiers (yaourts sucrés, crèmes dessert), compotes, confitures, etc., et cela ne vaut que pour le sucre. Tous les aliments avalés sur le pouce au déjeuner – pizzas, quiches, fast-food de marque – regorgent de graisses et de sel, comme la plupart des plats tout prêts à réchauffer chez soi. Quant aux menus des restaurants, ils sont souvent surprotéinés, abondants en graisses saturées et également trop salés. De plus, tous les produits qui viennent d'être cités sont en quasi-totalité confectionnés à partir de matières premières dénaturées : farine blanche, lait UHT, œufs en poudre, beurre reconstitué, fromage fondu, sucre de betterave blanc, sel de potasse blanc, animaux élevés en batterie, poissons d'élevage, légumes de serre, salades poussées dans des bacs, sans compter les conservateurs et autres additifs. Bon appétit !

Les ajouts alimentaires bénéfiques

Ils apportent une saveur véritable et doivent être soigneusement choisis en fonction de leurs qualités :

• **Le sel**, qui ne doit pas être raffiné, sera mis en petite quantité dans l'eau de cuisson ou moulu sur les aliments. L'idéal est d'utiliser la fleur de sel qui ne se cuit pas et se met directement sur les aliments au dernier moment. Il faut utiliser uniquement du sel de mer.

Il ne faut pas trop saler les aliments, la plupart contiennent suffisamment de sel pour nos besoins sans qu'il soit nécessaire d'en ajouter. Nous le faisons par goût, ce qui est bien ; ou nous le faisons par habitude, ce qui est moins bien ! Encore plus regrettable : saler un plat sans avoir pris la peine de le goûter.

Il existe dans les rayons bio un certain nombre de sels aux herbes qui vous permettront de diminuer la quantité de sodium que vous absorberez et qui rehausseront le goût de vos plats ou de vos assaisonnements ; ils sont mélangés à des herbes ou à des algues. Ces dernières facilitent l'élimination des toxiques, en particulier des métaux lourds (plomb, aluminium).

• **Les herbes fraîches** sont excellentes (surtout cultivées dans votre jardin, si vous avez le bonheur d'en avoir un), hachées au dernier moment et saupoudrées crues sur les aliments. C'est sympathique d'acheter quelques plants de basilic et de persil et de les mettre en pot chez soi, sur une fenêtre ou même dans la cuisine. Ils tiendront quelques semaines, si vous les arrosez. Les herbes fraîches sont riches en vitamines, sels minéraux et oligoéléments. Cependant, elles ne se conservent pas et perdent rapidement leurs qualités dès lors qu'elles sont hachées ; après dessiccation industrielle par irradiation, elles n'ont plus beaucoup d'intérêt.

• **Les herbes aromatiques**, comme le thym, la sarriette, le romarin, la sauge, le laurier, ou d'autres encore, ont essentiellement des qualités gustatives et digestives, carminatives. Mises dans l'eau de cuisson des légumineuses, elles favorisent leur digestion (au diable les flatulences !). Il est bon de les utiliser. La phytothérapie en vante les mérites lorsqu'on les consomme sous forme de décoction ou de tisane.

• **Les épices** et, en premier lieu, le poivre, riche en chrome, ont de nombreuses qualités. Il faut savoir que le poivre est un excitant. Les épices peuvent tenir le rôle de tonifiant et de désinfectant en cas de virus grippal ou de refroidissement, car ce sont des réchauffants ; certaines sont même très « hard » ; à la Réunion, les « achards » vous enflamment la bouche ! L'hiver, une tisane de thym et romarin avec une tranche de citron, cannelle, clou de girofle, cardamome et curcuma fera le meilleur effet.

D'autres ajouts alimentaires, bien que extrêmement importants, ne sont pas suffisamment utilisés ; ce sont eux qui ont ma préférence :

• **Les graines de sésame, de tournesol, de courge et les graines germées** surtout sont riches en nutriments, et une cuillerée vous aidera à attendre agréablement le repas en cours de préparation. La teneur en vitamines est deux ou trois fois supérieure après cinq jours de germination. Les graines de blé germées sont particulièrement riches en vitamines B et E.

• **Les levures alimentaires** : la levure de bière est riche en nutriments, notamment en chrome, qui régule la glycémie, et en vitamines B et E, de même que le germe de blé en paillettes ; on en saupoudrera une assiette de crudités, la salade ou la soupe ; la levure de bière maltée est plus douce et plus agréable au goût, car elle est sans amertume.

• **Les huiles vierges de première pression à froid** qui seront utilisées pour assaisonner les crudités, les légumes ou les poissons cuits à la vapeur ont des qualités très spécifiques. Le tableau ci-dessous indique pour 10 g, soit une cuillerée à soupe, la valeur nutritive, la quantité de calories et la répartition nutritionnelle moyenne. Il est évident que cette valeur peut varier selon les marques et les producteurs d'huiles, mais celles indiquées correspondent à la valeur moyenne d'huiles de première pression à froid de bonne qualité.

VALEUR NUTRITIVE POUR 10 G, SOIT 1 CUILLERÉE À SOUPE

	Olive	Tournesol	Soja	Colza	Arachide	Maïs	Noix	Germe de blé
Calories	90	90	90	90	90	90	90	
Lipides	100 %	100 %	100 %	100 %	100 %	100 %	100 %	
Acides gras saturés	15 %	12 %	15 %	7,8 %	18 %	12 %	8 %	16 %
Acides gras mono-insaturés	77 %	23 %	22 %	58,6 %	50 %	30 %	20 %	22 %
Acides gras polyinsaturés	6 %	65 %	63 %	29,4 %	30 %	58 %	72 %	62 %
Vitamine E	15 mg	50 mg	5 mg	15 mg	20 mg	20 mg		300 mg
Oméga 3			8 %				12 %	

Malgré leurs 9 calories au gramme, les huiles composées d'acides essentiels – Oméga 3, Oméga 6 – qui fluidifient le sang, augmentent l'immunité, réduisent le cholestérol, modifient un terrain inflammatoire, aident à la stabilité glycémique et à l'élasticité des vaisseaux sanguins, doivent faire partie des repas. L'idéal est de diminuer la part de graisses animales saturées au profit des huiles de noix, de soja, de germe de blé, de bourrache et des huiles de graines (courge, sésame, tournesol). Ces huiles ne doivent pas être chauffées sous peine de voir leurs qualités anéanties ; elles peuvent même devenir nocives !

N'achetez que des huiles de qualité, dont on vous garantit qu'elles ont été obtenues par extraction à froid et conservez-les au réfrigérateur.

La bonne dose journalière est de deux à trois cuillerées avec une petite poignée de graines et d'oléagineux.

Pensez à l'huile de noix, originaire du Périgord ou du Dauphiné, riche en acides gras insaturés, excellents pour la fluidité sanguine.

En France, c'est l'huile d'olive qui est la plus consommée ; viennent ensuite le tournesol, le soja, le colza et l'arachide.

Les peuples ancestraux, qui agissaient fort bien par empirisme, nous ont livré une culture nutritionnelle que l'on néglige à tort, car certains de leurs principes alimentaires sont excellents, à savoir, entre autres méthodes lointaines :

– Les mélanges céréales et légumineuses des pays du Sud, tels que maïs et haricots rouges chez les Mexicains, ou riz et lentilles dans les îles de l'océan Indien, couscous et pois chiche en Afrique du Nord, mil et sorgho en Centrafrique, riz et soja en Extrême-Orient, sont très riches en acides aminés essentiels. Ces mélanges équivalent presque aux protéines issues des produits animaux.

– L'utilisation des algues culinaires et de certains champignons (shii-takee) dans les pays asiatiques, bourrés d'oligo-éléments et ayant une forte teneur en protéines.

– La germination des céréales favorise une meilleure assimilation d'une plus grande quantité de nutriments. La culture d'un blé géant rare, le *kamuth* en Égypte et en Mésopotamie, particulièrement riche en protéines.

– La culture et l'utilisation en Bretagne du sarrasin, reminéralisant.

– La forte consommation d'épices (très bons désinfectants intestinaux) dans les pays chauds où les germes alimentaires ont toutes les chances de se reproduire.

La fraîcheur

Les dates figurant sur l'emballage des produits proposés en grandes surfaces apportent des indications importantes, mais il est préférable de se fier à son œil pour juger de la qualité des produits que l'on achète.

Un fruit talé, flétri ou trop mûr, un légume fané, mou ou transpirant vous donneront toutes les indications nécessaires ! Vous ferez plus facilement ces constatations lorsque fruits et légumes ne sont pas emballés.

Les poissons doivent avoir l'œil vif, la peau brillante et l'ouïe bien rouge. Votre poissonnier lèvera les filets devant vous, n'achetez pas des filets de poissons tout prêts.

Les viandes, le foie ou les abats doivent avoir des

couleurs franches, et le boucher doit les préparer sous vos yeux ; les volailles ne doivent pas avoir d'odeur, leur peau être fraîche et coller à la chair.

Bref, un regard vous en apprendra davantage que des étiquettes, aussi détaillées soient-elles. Si vous voulez lire les étiquettes, lisez celles qui sont apposées sur le lait, la crème fraîche, les huiles, et apprenez à connaître les pièges de la réglementation et la signification des additifs chimiques et des conservateurs.

L'idéal est d'acheter les légumes et les fruits souvent et en petites quantités ; si ce n'est pas possible pour des raisons d'emploi du temps, il est préférable de s'approvisionner les jours de marché.

Les produits laitiers achetés frais aux producteurs devront être consommés rapidement ; les produits bio ont un délai de conservation de plusieurs jours et il convient d'être vigilant sur les dates de fabrication et de péremption, comme pour tout autre produit. (Certains produits lacto-fermentés, sous vide, pasteurisés, peuvent « tenir » très longtemps s'ils ne subissent pas de variation de température, et peuvent toutefois être mangés une fois la date limite dépassée. Testez avant de jeter.)

Les volailles doivent être consommées rapidement après leur abattage, les viandes se conservent dans de meilleures conditions dans la chambre froide de votre boucher qu'emballées dans du papier, dans votre frigo ; il faut donc les acheter le jour même où vous les consommez, autant que faire se peut. Si ce n'est pas possible, faites comme pratiquaient nos grand-mères : conservez les steaks au frigo entre deux assiettes. Plus un produit est détaillé, découpé (comme la viande, le pain), moins il se conserve car il est soumis à l'attaque de l'air. Il s'oxyde, sèche ou moisit, et perd ses nutriments.

Les grosses pièces étant moins sensibles à la conservation au réfrigérateur, on pourra acheter un rôti de veau ou un gigot d'agneau avec une journée d'avance.

Les poissons sont meilleurs s'ils n'ont pas « connu la glace » ; cependant, il est évident que la glace pilée est le meilleur moyen de conservation, à défaut le freezer de votre frigo fera l'affaire pour la journée ; rincez vos filets de poissons à l'eau claire avant de les cuire.

Une fois vos achats effectués, ne faites pas trois fois le tour de la ville, ne rendez pas une visite à des amis avant de rentrer chez vous ; sinon, ces bons produits risquent de s'altérer à température ambiante. L'été, je pars faire mes courses avec un sac isotherme et un pack de glace pour y glisser les produits frais.

J'insiste sur le fait que la première priorité doit être celle de la qualité. « Pas facile », me direz-vous ; il faut en effet procéder à des achats comparatifs.

Au début, vous risquez de perdre du temps, car cette nouvelle démarche va vous obliger à lire les étiquettes. N'oubliez pas vos lunettes si votre vue est un peu faible car les inscriptions sont souvent petites, parfois en couleur, ce qui les rend plus difficiles à déchiffrer.

Comment juger si un produit est bon ? L'astuce est d'éliminer d'emblée les très mauvais, en allant rapidement aux ingrédients en fin de liste. Si vous lisez : colorants, arômes artificiels, agent de sapidité, conservateur, gélifiant, etc., reposez aussitôt cette « grenade » et inspectez le produit voisin sur le rayonnage.

S'il vous paraît acceptable, regardez-le de plus près.

➢ Sucré au sucre de canne ou au jus de fruits (fructose).

- ➢ Œufs frais.
- ➢ Graisse végétale non hydrogénée.
- ➢ Beurre frais.
- ➢ Lait ou crème fraîche.
- ➢ Salé au sel de Guérande ou de Noirmoutier.
- ➢ À base de légumes frais (potages) ou de fruits mûrs (compotes).

Toutes ces indications sont garantes de produits réalisés dans le souci de la qualité.
Soyez alerté par une mention qui peut sembler anodine, placée dans un coin de l'emballage : « transformé en France ». Elle signifie que le produit, que l'on croit français puisque préparé par une entreprise française, peut avoir de nombreux composants achetés à l'étranger, pour lesquels il n'existe qu'une traçabilité très moyenne !

Si vous affinez vos exigences pour vous porter vers le domaine de l'alimentation biologique :
Toutes les grandes surfaces possèdent désormais leur propre marque de produits d'origine biologique. Ils sont parfois exposés dans un rayon séparé et vous savez alors que vous y trouverez farine, céréales (riz, pilpil, multicéréales), pâtes, huiles, biscuits, thés, cafés, lait de soja, confitures au fructose, germe de blé, levure de bière, müesli..., garantis issus de cultures soignées, sans utilisation d'engrais chimiques, de pesticides et sans conservateurs chimiques. C'est déjà bien ; pourtant, si l'on y regarde de plus près, tous les aliments présentés ne sont pas à 100 % biologiques. Les pourcentages de produits biologiques sont indiqués : 73 % ou 95 %, et ils sont signalés par un astérisque parmi la liste.
Les magasins adoptent progressivement la technique d'intégration, c'est-à-dire qu'ils diffusent

leurs aliments bio de façon dispersée au sein même de la catégorie d'aliments : on trouve le riz complet ou les pâtes bio dans le rayon du riz ou dans celui des pâtes, yaourts et laits bio au milieu des autres. C'est à la fois pratique et peu commode. Certes, vous vous dirigez là où vous projetez d'effectuer vos achats, mais, une fois au rayon, il faut trouver le paquet ou la boîte au label AB noyés parmi les autres. Pour les légumes et les fruits bio, un coin leur est généralement réservé au sein des étalages. Privilégiez ceux qui proviennent de cultivateurs locaux ; ils auront passé moins de temps en stockage et en transport (le meilleur reste les marchés de proximité).

L'origine, l'étiquetage et la composition

Toujours indiquée sur les étiquettes, l'origine doit vous permettre de connaître la région de production, ce qui est important pour les huiles car les réglementations ne sont pas également sévères dans tous les pays, mais aussi pour les fruits et légumes. S'il est vrai que des fraises ou des artichauts provenant d'Espagne ou d'Italie n'auront pas fait un long voyage, il est préférable de savoir si les ananas originaires de Côte-d'Ivoire, les pommes et les poires du Chili ou les haricots verts d'Afrique centrale ont été acheminés par bateau ou par avion ; cela en vaut la peine, tant au niveau du goût que de la qualité ; leur prix vous le confirmera d'ailleurs immédiatement.

- **Savoir ce que vous mangez est essentiel.**

Il est important de choisir des produits non traités ; les engrais utilisés par les agriculteurs ne doivent pas comporter de composants chimiques. Pour les produits transformés, il est indispensable de connaître la composition, la date de fabrication et, bien entendu, la date de péremption. Ces deux dates sont significatives, et il faut accorder une attention particulière à la date de fabrication qui doit être le plus proche possible de la date de péremption. Si le produit est réputé pouvoir se conserver plusieurs mois, il est préférable de choisir celui qui vient d'être mis sous emballage à celui qui « vit » dans cet emballage depuis longtemps.

Désormais, le problème vient de l'harmonisation européenne qui provoque un nivellement par le bas des exigences de la qualité biologique. Nos produits français sont généralement plus soignés et notre label bio plus exigeant que beaucoup d'autres à l'étranger. L'Autriche est très écologique dans sa mentalité et sa façon de vivre.

En ce qui concerne la fabrication, il faut choisir des produits sans additif chimique et sans produit génétiquement modifié. On n'a d'ailleurs aucune certitude en ce qui concerne le soja, car une grande quantité de soja est importée et la réglementation n'est pas la même dans tous les pays. Il faut savoir que la traçabilité des sojas ou des maïs génétiquement modifiés n'est pas possible lorsque les produits sont importés.

En ce qui concerne les produits frais, faites confiance à vos commerçants, ils vous indiqueront également la provenance des produits qu'ils vous proposent ; les poissonniers, bouchers, volaillers, crémiers et autres détaillants ne sont pas là pour vous empoisonner ; ils sont soucieux de vous fournir le meilleur produit et, s'ils ne vous donnent pas satisfaction ou refusent le dialogue, changez, allez chez le voisin.

La meilleure récompense d'un commerçant d'alimentation est de voir sa clientèle revenir régulièrement se fournir chez lui ; plus elle revient, plus il la soigne.

Parlez avec lui, il est agréable de discuter et de sourire, peu importe que ce soit en sortant du travail ou dans la matinée, c'est ainsi que la confiance s'instaure.

Le stockage

Au Colorado, nous avions loué une maisonnette en bois, face à la grande montagne enneigée Pikes Peak (4 300 m), pour effectuer un stage d'entraînement préparatoire aux championnats du monde en 1999. L'endroit était idyllique, au milieu des pins, avec quelques ours pour voisins et une petite ville de pionniers à proximité pour les achats. Mais, à cette altitude de 2 600 mètres, le climat est parfois capricieux : à peine étions-nous installés que le temps s'est gâté. À notre réveil un manteau neigeux recouvrait les toitures et les jardinets... Noël en juin ! C'est alors que, traversant la pelouse par bonds, un garnement de petit écureuil tout noir, collecteur de métier, pointa son museau en agitant sa belle queue touffue et déployée. Je sortis et lui offris, de loin, des noix de mon petit déjeuner. Quelle ne fut pas ma surprise lorsque je le vis s'approcher et, d'un geste furtif, attraper la graine avec ses griffes pour la déguster sous mes yeux ravis ! Il en mangea plusieurs et prit congé.

Le lendemain, de bonne heure, je guettais à la fenêtre. « Caisse d'épargne » – c'est ainsi que nous l'avions surnommé – arriva, très affairé. Mon mari et moi ouvrîmes la porte du chalet ; il ne fallut que quelques exercices pour que l'animal entre dans la cuisine, monte sur mes genoux, saute et emporte l'oléagineux. C'était trop drôle et attachant !

Rassasié, « Caisse d'épargne » ne mangea plus, il transporta les fruits secs un peu plus loin pour les enterrer soigneusement.

Deux jours plus tard, le soleil radieux éclairait à nouveau la nature fumante, et « Caisse d'épargne » ne passait plus nous voir.

L'idéal, pour la majorité des fromages ou des fruits et légumes, est d'être conservés dans un cellier frais, à l'abri des insectes dans un garde-manger ou dans des paniers en rotin sous une mousseline. Malheureusement, tout le monde n'a pas la chance de disposer d'un cellier, d'une cave ou, à défaut, d'un garage frais. Si vous entreposez des produits alimentaires dans un garage, ce sera dans un placard et soyez vigilant car les huiles de moteur dégagent une odeur qui se communique aux aliments. Les « aliments caméléons », même bien emballés, ont une fâcheuse tendance à retenir l'odeur qui n'est pas la leur.

Le frigo est une solution correcte mais à une condition essentielle, évidente, malheureusement trop souvent négligée : il doit être propre et les produits y être soigneusement rangés. Les niveaux du frigo n'ont pas tous la même température, la notice du fabricant vous indiquera tous les détails et toutes les astuces du modèle que vous achèterez. Des tiroirs sont aménagés dans les frigos actuels qui permettent de séparer les viandes et les poissons des légumes et des produits laitiers. Il est essentiel de retirer les produits des plastiques et des papiers dans lesquels les fournisseurs les ont emballés. Il s'agit de produits vivants, ils doivent donc respirer. Ils respirent, mais ils se gâtent également et il est indispensable de faire périodiquement l'inventaire de son frigo, d'utiliser rapidement ceux qui arrivent à terme, et de jeter les denrées gâtées ou en voie de l'être.

Les boissons ou les aliments qui doivent être conservés au frigo resteront le moins longtemps possible au-dehors, les jus de fruits, le lait, le beurre devront être rangés sitôt après utilisation, sans traîner sur la table de la cuisine !

Vous rentrez chez vous chargé de sacs plastiques remplis de produits secs ou frais. (À ce propos, essayez plutôt d'utiliser un grand panier ou un cabas qui évitera les pollutions supplémentaires dues à ces disgracieux drapeaux, non biodégradables et portés par le vent, qui décorent tant d'arbres et de buissons aux abords des villes !)

Je vous conseille d'organiser vos achats dès leur passage en caisse :

➢ produits secs alimentaires ensemble ;

➢ produits ménagers regroupés (pour ne pas contaminer les aliments avec leur odeur) ;

➢ produits frais à conserver au froid (en été, utilisez les sacs isothermes pour le transport) ;

➢ fruits et légumes plus fragiles.

Vous préserverez les aliments qui risquent de s'abîmer, un yaourt qui coule sur la farine, un produit congelé qui se réchauffe au contact d'un pain chaud sortant du four du boulanger, un fruit qui s'écrase sur un paquet de biscuits, autant de mini-catastrophes que l'on peut facilement éviter avec un peu d'attention.

Ainsi, dès votre retour, vous procéderez au rangement de vos achats en commençant par le plus urgent, les produits frais :

➢ Congélateur.

➢ Frigo – la viande doit être placée à l'endroit le plus froid, il est préférable de la sortir du papier et de la placer sur une assiette recouverte par une autre assiette ou par un film protecteur.

➢ Fruits et légumes à stocker au frais, dans une pièce au nord, sur une fenêtre sans soleil ou à la cave. Les pommes de terre ne doivent pas être exposées à la lumière ni conservées dans un sac plastique fermé.

➢ Les produits secs doivent être conservés dans un placard éloigné des sources de chaleur, chauffage, cuisinière, soleil, et ne doivent pas être placés à proximité de produits odorants ou chimiques, ni ail, ni produits d'entretien.

➢ Ne mettez pas les huiles en hauteur, ce qui risquerait de les rancir, car l'air chaud monte. L'huile d'olive supporte la température de la pièce, mais les huiles de noix, de soja, de colza sont à conserver au frigo.

➢ Inspectez régulièrement vos rayons à la recherche du produit qui s'abîme ou de celui dont la date de péremption est proche et profitez-en pour préparer vos prochains achats car les stocks s'épuisent vite ! Pour cela, rien ne vaut la vieille technique de l'ardoise ou de la feuille de papier bien en vue dans la cuisine, avec un crayon suspendu par une ficelle. Chacun y notera au fur et à mesure les produits auxquels on ne pense pas automatiquement au moment de faire ses courses.

ORGANISATION D'UN FRIGO

1er niveau plus frais	Yaourts, crème, margarine, lait, beurre cru
2e niveau	Compotes, restes de repas soigneusement emballés
Tiroir spécial ou niveau plus frais	Viande, volaille, ou poisson
3e niveau	Jus de fruits, préparations en cours, confiture, tarte
Tiroir 1	Fromages, pain

Tiroir 2	Légumes, herbes fraîches, fruits
Porte 1	Œufs, beurre, chocolat
Porte 2	Moutarde, condiments
Porte 3	Huile de germe de blé, soja ou noix bio, boissons
Porte 4	Lait de soja, autres produits en bricks. Éventuellement produits pharmaceutiques, vitamines liposolubles (Oméga 3)

Si l'on dispose d'un garde-manger frais, il est préférable de laisser légumes, fruits et fromages hors du frigo.

Il faut éviter de laisser le frigo ouvert longtemps. En rangeant et en classant vos aliments, vous savez tout de suite où prendre ce qui vous intéresse.

Le frigo, c'est comme la bouche, il faut penser avant de l'ouvrir !

L'emballage et la conservation

L'une des premières opérations à pratiquer en revenant des magasins consiste à retirer les emballages en carton ou en plastique qui regroupent vos achats par paquets de deux, quatre, six ou douze articles. Il vaut mieux les ranger individuellement au frigo, vous gagnerez de la place et vous vous débarrasserez des microbes qui sont propagés par tous les gens qui les ont touchés avant vous ! Veillez à reporter la date de péremption sur chacun des produits, si elle n'y figure pas déjà.

– Sacs à pain,
– torchons à vaisselle,
– torchons de cuisine,
– torchons dans lesquels on emballe la salade nettoyée,
– linge de corps

sont à laver avec des détergents doux, sans parfum, écologiques et non agressifs.
Même chose pour la vaisselle.
Les autres détergents sont toxiques à long terme et modifient le goût des aliments.

En ce qui concerne les aliments, il faut savoir que l'emballage a toujours une importance sur le comportement de son contenu. Les emballages en plastique proviennent des sous-produits du pétrole ; ils ne sont pas neutres, le chlorure de vinyle est un gaz très toxique et, dans de mauvaises conditions de transport des marchandises, ils peuvent altérer les aliments qu'ils sont censés protéger. Il faut leur préférer le verre, la porcelaine ou la terre cuite.

Les denrées préemballées dans les grandes surfaces contiennent presque toujours des « produits de conservation » dont on se passe très volontiers. Il est préférable d'acheter la viande chez un boucher qui la découpera devant vous ; outre l'avantage qu'il y a à voir la pièce de viande, à contrôler sa fraîcheur et sa provenance, à se faire conseiller sur le choix du jour, vous serez certain de la date d'emballage de votre colis !

Certains produits sont également ajoutés aux aliments pour leur éviter de se dégrader lorsqu'ils sont mis en conserve ; il n'est pas non plus souhaitable de consommer ces additifs ; on préférera donc les produits frais. Cependant, on peut utiliser certaines conserves alimentaires mises en bocaux et stérilisées de façon artisanale et naturelle, sans additifs destinés à favoriser leur conservation ou à leur donner une meilleure couleur. L'étiquetage est précis sur ce point. En cas de doute ou d'explication embrouillée du vendeur, il est préférable de ne pas les acheter. Mettez vous-même en bocaux vos fruits et légumes, cuisinez vos coulis de tomates ou vos plats cuisinés et stérilisez-les. Cela demande du travail, certes, et ce n'est pas évident !

Paniers de fruits... jolis... jolis !

C'est vrai, cela représente une jolie décoration sur la table, sur le meuble de la cuisine ou de la salle à manger. Cependant, l'air chaud et sec des pièces où l'on vit transforme rapidement une pomme, un abricot ou une orange fermes et juteux en de vilaines petites balles flétries et ternes, dépourvues de vitamines (C notamment).
Mettez-les donc dans le compotier au fur et à mesure des besoins, pas plus d'une journée, et conservez-les dans un pièce fraîche et sombre de préférence.

L'hygiène

Les restes : un réalisateur de cinéma pourrait imaginer un film d'horreur si, armé d'une caméra et d'un microscope, il s'introduisait dans une cuisine : microbes, salmonelles, listéria, moisissures, etc., vadrouillent et se reproduisent dans le plus grand bonheur et avec la plus grande facilité ! Cette armée de lilliputiens prête à détruire notre estomac et nos intestins pas toujours blindés connaît de multiples cachettes dans cet univers alimentaire que représente le plan de travail, l'évier, le frigo, les placards, les poubelles, les torchons à vaisselle... Un paquet ouvert, un berlingot au scellé rompu, une boîte entamée désormais au contact de l'air sont en aérobie ; c'est-à-dire que leur contenu s'oxyde et perd plus ou moins rapidement les nutriments qui font sa richesse. Et pire... il se détériore. Tout ce qui sort du frigo doit y être impérativement replacé au plus vite après usage.

Apprenez à vos enfants à bien refermer les paquets de biscuits avant de les remettre dans le placard, sinon, ils perdront leur saveur et ramolliront. Expliquez-leur également que, pour les mêmes raisons, il faut revisser les pots de confiture ou de crème chocolat-noisette, et ranger les jus de fruits au frais.

Nettoyez votre éviter à l'eau claire avant d'y poser les légumes pour enlever toute trace de saleté et surtout de polluant chimique.

Demandez aux enfants de se laver souvent les mains dès qu'ils arrivent de l'extérieur. Je n'ose pas vous prodiguer ce conseil car vous savez sûrement que les magasins, salles de classe, bureaux, transports en commun et tous les lieux publics sont le royaume de propagation des microbes et virus.

Il est rare qu'à la fin d'un repas il n'y ait pas quelques restes d'un plat moins aimé ou trop copieux. Même si vous êtes très pressé de repartir au travail, ou si vous êtes invité au concert ou au cinéma, ou encore si vous avez rendez-vous avec un ami, un cours programmé ou toute autre urgence, ne laissez pas ces restes sur la table... ou dans le coin de la cuisine, au chaud.

Transvasez-les dans un récipient à leur dimension,

parce que, plus il y a d'air entre le couvercle et l'aliment, plus l'aliment s'oxydera et moins il se conservera.
Couvrez-le ou fermez-le.
S'il est encore chaud, posez-le sur une fenêtre au nord (attention au chat), et dès qu'il est tiède, rangez-le au frigo, loin de la viande.

Mon astuce : les gros bocaux sont bien utiles pour conserver ces restes de façon propre et sûre. Le jus ou le potage ne coulera pas et, si vous les refermez alors que le plat est encore chaud, ce dernier gardera mieux sa saveur et sa fraîcheur. Souvent, je remplis le bocal à ras bord de l'aliment encore brûlant, je le ferme et je le retourne – une méthode rapide « sous vide » qui allongera le délai de conservation.

• **Les produits surgelés** ne permettent pas de conserver les sels minéraux et les vitamines intacts, mais c'est peut-être la méthode de conservation qui représente le moindre mal, si l'on ne peut pas s'en passer.

Exemples de perte de vitamine C dans les légumes surgelés : pour les petits pois ou les haricots verts, la perte sera de l'ordre de 40 % au moment de la surgélation, et dépassera 85 % après six mois. Il est indispensable de ne jamais rompre la chaîne du froid si l'on achète des produits surgelés. L'utilisation immédiate de produits dégelés pendant le transport peut se concevoir si la température extérieure n'est pas trop élevée, mais la recongélation est excessivement dangereuse.

Il n'est pas non plus recommandé de congeler soi-même des restes de plats cuisinés car ils n'auront plus la même valeur nutritive.

En revanche, en cas de préparation de plats destinés

à être congelés, pensez à préparer des « sachets portion » afin de ne pas avoir à en décongeler plus tard une quantité excessive.

Attention : un produit abîmé est dangereux, il contient des toxines nuisibles à l'organisme ; il n'y a aucun moyen de revenir en arrière, ni rinçage, ni cuisson, ni, bien entendu, dissimulation derrière un fort assaisonnement. Il est très important de ne prendre aucun risque. Ceci est vrai pour tous les produits, y compris les fruits que certains achètent « pas cher » dans le but de préparer leurs confitures. Une pomme qui présente un début de pourriture dégage des toxiques.

L'importance de l'organisation, des prévisions, des achats et de la gestion des stocks

Pour consommer les aliments dans les conditions les plus favorables, il est bon d'avoir quelque idée de ses menus avant d'aller au marché. On projettera en fonction de la fréquence à laquelle on peut faire ses courses, en gardant en tête le principe selon lequel la marchandise est meilleure lorsqu'elle est fraîche, et l'on achètera en évaluant le nombre probable de convives au cours des prochains repas.

Devant les étalages, des envies naîtront, le marché sera plus facile à faire et le repas, même le plus simple, sera toujours agréable.

Malheureusement, des décalages peuvent apparaître entre les prévisions et la consommation réelle, si les emplois du temps de chacun viennent à être modifiés de façon impromptue. Dans ce cas, il faut faire preuve d'imagination pour utiliser la marchandise achetée en évitant de gaspiller : cuisinez en priorité les aliments fragiles, à durée de conservation brève, et repoussez au lendemain les repas à base de produits secs, céréales, pâtes et denrées peu fragiles, œufs, fromages.

> Si le marché se tient le samedi ou le dimanche matin à proximité de votre domicile, allez donc y faire vos achats. Le week-end, l'ambiance est souvent animée et conviviale, les stands sont nombreux et bien achalandés. Avec vos enfants, vous apprendrez à comparer les étalages et leurs produits, en passant de l'un à l'autre, origine locale ou lointaine, fraîcheur visible à l'œil (terne et raplapla, ou brillant et ferme ?), fiabilité (qualité instable), etc.
>
> Posez des questions aux commerçants, ils vous répondront pour vous permettre de faire votre choix (traitements chimiques, origine, méthode de préparation, etc.)
>
> Laissez les enfants vous accompagner, cela contribuera à former leur esprit diététique et culinaire ; en choisissant les fruits, les légumes, la viande dont ils ont envie, ils seront moins tentés par les « cochonneries » dont on fait la promotion partout sur les murs des villes et les divers écrans...

Il faut attacher une importance particulière aux produits de saison et en privilégier l'achat. Il est évident que les fraises vendues en décembre proviennent soit de serre, ce qui signifie qu'elles n'ont pas mûri au soleil, soit de pays lointains bénéficiant d'un climat plus chaud et qu'elles ont été cueillies avant maturation, transportées dans des camions frigo et stockées en chambre froide.

La nature est bien faite et il faut lui faire confiance ; les fruits aqueux de l'été correspondent aux besoins de minéralisation et d'hydratation du corps, de la même façon que les choux, les pommes, les coings mûrs en hiver permettent d'absorber de la vitamine C pour compenser le manque de soleil ; les potirons et les carottes fournissent de la provitamine A, le bêtacarotène, antioxydant si utile pour lutter contre la déprime due à la grisaille automnale. En général, tous les fruits (melons, kakis) et légumes orange nous apportent de la provitamine A.

Nos grand-mères ne pouvaient pas se procurer de fraises en janvier ni de tomates en hiver. Le bon sens des gens d'antan voulait que l'on consomme les fruits et les légumes que la nature veut bien nous livrer selon les saisons.

– À la saison froide, les fruits et les légumes en réserve à la cave ou au fond du potager résistant aux frimas (pommes de terre, poireaux, carottes, choux, cardons, pommes) composaient les menus - potées, pot-au-feu, compote ; des plats chauds et reconstituant : les vitamines hydrosolubles et les minéraux sont dans le bouillon.

– L'été, place aux fruits aqueux, aux crudités et aux viandes saisies, croquez les vitamines et les sels minéraux qui nous quittent avec la transpiration.

– À l'automne et au printemps, les produits amers de la nature (pissenlit, artichaut, chicorée) nous aident dans les fonctions émonctoires en encourageant l'activité de la vésicule, du foie et des reins. Les légumes piquants (radis roses, radis noirs, navets nouveaux) qui sont soufrés renforcent notre immunité et protègent nos bronches.

Chapitre 4

Les modes de cuisson, le choix des matériels de cuisson

De nombreux aliments, les légumes surtout, se consomment crus ; dans ce cas-là il faut être sûr de leur fraîcheur et, bien entendu, les laver à grande eau, parfois additionnée d'un trait de vinaigre ou de jus de citron. On les consomme généralement râpés, pour assister la mastication et faciliter le broyage, assaisonnés d'un peu d'huile vierge de première pression à froid, à laquelle on ajoute un élément acide, vinaigre ou citron, puis du soyho, sauce de soja fermenté (il en existe appauvri en sel), et éventuellement une épice, poivre, curcuma ou autre.

On absorbe toutes les qualités nutritionnelles des légumes bio si on les consomme crus. Vous pouvez aussi, en préparant les repas ou pour combler une petite faim de fin d'après-midi, croquer une carotte ou une pomme, quelques radis, un cœur de fenouil, un navet nouveau ou une mini-courgette… Au printemps et en été, lorsque les étalages regorgent de légumes tendres, c'est un plaisir… et votre organisme est en pleine activité, comme l'est la nature. Il assimilera facilement ces aliments crus.

Par contre, dès l'automne, continuez à croquer des anti-oxydants (pommes, carottes), mais remettez-vous à la cuisson. Faites de même si votre corps est fatigué – faiblesse passagère, grippe... –, car la digestion d'un aliment cuit sera plus facile. Je vous recommande les cocottes en inox à fond épais (en couches sandwichs) : elles permettent une cuisson douce à une température d'environ 85 °C qui n'altère pas les aliments, sans matière grasse et avec un minimum d'eau ; le couvercle spécial permet en outre à la condensation de se recycler.

Il faut se méfier des poissons crus dont les viscères peuvent contenir des vers microscopiques très dangereux pour la santé.

Bien souvent, les aliments sont plus digestes une fois cuits. Les glucides ou amidons ou hydrates de carbone sont transformés par la chaleur, qui rend plus facile leur digestion ; de la même façon, la gaine cellulosique des végétaux et la gaine conjonctive des viandes subiront une action qui permettra de les assimiler mieux et plus rapidement. La cuisson a également pour effet de stériliser les aliments et de tuer un certain nombre de composants nocifs.

Il existe plusieurs modes de cuisson : pocher à l'eau, cuire à la vapeur, rôtir au four, en cocotte ou à la broche, braiser, confire, étuver, griller, sauter ou poêler, ou même cuire dans un bain d'huile. Chacun a des propriétés particulières.

• **La cuisson à l'eau** permet de maîtriser parfaitement le temps de cuisson car il est facile de constater que l'eau atteint son point d'ébullition et de chronométrer les minutes prescrites dans la recette.

Encore faut-il distinguer les deux façons de cuire à l'eau : à chaud ou à froid.

– Un aliment plongé dans l'eau bouillante voit ses albumines se coaguler vivement, constituant ainsi une enveloppe imperméable qui lui conservera ses principes sapides. C'est la meilleure cuisson pour les viandes.

– Un aliment immergé dans de l'eau froide portée progressivement à ébullition diffusera ses sucs et ses principes sapides au liquide, qui y trouvera son goût. On procédera ainsi lorsqu'on désirera obtenir un bouillon de viande ou de légumes.

Dans un cas comme dans l'autre, les vitamines hydrosolubles se retrouveront dans l'eau. On peut cuire les légumes bio dans un peu d'eau et boire ensuite cette eau de cuisson lorsqu'elle contient des vitamines intéressantes ; mais, si les légumes ont été traités, on boira une infusion de produits chimiques dangereuse.

Personnellement, je commence mes cuissons à l'eau froide ; dès l'ébullition, je diminue pour obtenir une cuisson lente et douce, toujours avec une quantité d'eau minimum. Ou alors, je cuis à la vapeur.

La qualité de l'eau

Hélas, beaucoup de nos eaux du robinet ne sont pas saines : nitrées, chlorées, elles dénaturent les aliments qui y perdent beaucoup de nutriments à la cuisson.

Il existe des carafes munies de filtres carbone qui débarrassent l'eau de plus de 90 % de ces composants nocifs. Certes, on obtient ainsi de l'eau déminéralisée, mais c'est idéal pour le lavage et le rinçage des fruits et des légumes, ainsi que pour la cuisine, la cuisson des légumes et des céréales, le thé ou le café.

Les herbes (thés, tisanes) ou fèves (café, cacao) que l'on fait infuser vous donnent l'occasion de boire quantité de pesticides et autres résidus chimiques issus de l'agriculture conventionnelle. Pensez-y !... Il vaut mieux alors boire de l'eau minérale.

• **La cuisson à la vapeur** relève du même principe ; il faut utiliser un récipient de type couscoussier ; le temps de cuisson est plus réduit que pour la cuisson à l'eau et toutes les qualités gustatives des aliments sont conservées intactes. On peut utiliser ce procédé pour les légumes, mais il est également recommandé pour les poissons, soit en papillote, soit entier, que l'on dégustera ensuite avec un filet d'huile d'olive, un peu de citron et des herbes fraîches hachées. C'est la meilleure forme de cuisson car la température, située entre 50 °C et 80 °C, est idéale pour la conservation du goût et de la qualité nutritive des aliments.

• **La cuisson à la broche** est réservée aux grosses pièces – volailles, pièces de viande ou poissons entiers. Celles-ci peuvent être placées de façon verticale ou horizontale par rapport au feu. Dans le cas d'une broche verticale, le jus de cuisson s'écoulera le long de la pièce, l'humidifiant de son propre jus de cuisson. On peut cuire de délicieux gigots d'agneau en les suspendant par une ficelle devant un feu de cheminée. La pièce placée horizontalement verra son jus de cuisson s'écouler ; on pourra soit le laisser de côté, soit l'utiliser pour effectuer un arrosage qui évitera le dessèchement.

L'avantage de la cuisson à la broche est d'obtenir des pièces dont les graisses se seront écoulées naturellement.

Dans la cheminée, la flamme ne doit jamais lécher l'aliment.

• **Le rôtissage au four,** que l'on aura fait préchauffer, provoque, grâce à une exposition brusque à une chaleur forte, la coagulation de l'albumine externe des pièces de viande ou de poisson et leur caramélisation. Un léger arrosage à l'eau permettra alors d'obtenir un jus, et l'abaissement de la température du four de poursuivre la cuisson jusqu'au niveau souhaité. On peut assaisonner avec des herbes, du poivre, une gousse d'ail, ou ne pas assaisonner du tout, ce qui laisse mieux apprécier le goût du produit. Il ne faut pas faire trop griller ou saisir les aliments, car **trop de cuisson tue les nutriments.** C'est vrai également pour les légumes.

- **Le rôtissage en cocotte ou braisage** permet de cuire un morceau de viande ou une volaille découpée en morceaux dans peu de matière grasse, en le dorant de tous côtés puis de poursuivre la cuisson plus doucement et à couvert. Cette méthode est excellente car elle conserve toutes leurs qualités gustatives aux aliments assaisonnés d'épices ou de condiments délicats. J'aime bien ce mode de cuisson lente et douce, tout comme le suivant.

- **La cuisson à l'étouffée ou à l'étuvée** est une méthode ancienne très intéressante, car elle optimise les goûts des différents composants du plat, viandes et légumes. Elle consiste à cuire au four, dans une cocotte (tout est dans la cocotte – qui ne doit pas être en papier !) hermétiquement close, à température basse pendant un temps long. La vapeur se condensera sous le couvercle puis retombera sur les pièces en leur communiquant le meilleur du goût. Le ragoût est une méthode proche qui permet de cuire viandes et légumes sur le feu en cocotte à couvert.

Il suffit de s'organiser car ces plats cuits à l'étouffée sont très faciles à réaliser. Comme tout est bon à consommer quand la qualité est irréprochable, vous mettez, dans l'ordre, viande ou poisson, puis légumes en couches (les plus longs à cuire au-dessous), ail, herbes fraîches ou séchées, épices, vous couvrez, « vous faites partir » comme disent les cuisiniers et vous cuisez à feu doux pendant que vous faites autre chose. Commencez ce plat le matin, arrosez si nécessaire, ne remuez pas, et achevez la cuisson avant le repas.

• **La grillade** est une méthode controversée car beaucoup prétendent que les graisses des viandes qui fondent et se consument au contact de la flamme sont nocives et cancérigènes. Une grillade cuite sans précaution contient, paraît-il, autant de goudron qu'un millier de cigarettes ! Il est donc préférable de cuire « devant » le feu et non pas « au-dessus du feu ».

La grillade au-dessus du feu est en revanche une bonne méthode de cuisson pour les poissons que l'on n'écaillera pas et dont on s'abstiendra de manger la peau. La coagulation obtenue lors de la cuisson empêche le jus de suinter et la caramélisation donne un goût optimum. La grillade est également une très bonne méthode pour la cuisson de certains légumes (courgette, aubergine, poivron, tomate) que l'on dégustera ensuite « à l'italienne » avec un trait d'huile d'olive, un soupçon de vinaigre balsamique et quelques herbes.

Attention à ne jamais faire de barbecue au gaz ou avec des fausses braises, ces charbons synthétiques qui sont très nocifs.

• **La cuisson à la poêle** produit des radicaux libres en très grand nombre. Par ailleurs, il est évident que l'antiadhésif, qui ne se trouve plus dans la poêle au bout de quelques semaines d'utilisation, a été ingéré avec les aliments. La poêle en fonte est un bon ustensile.

L'ensemble de ces matériels de cuisson sera soigneusement choisi. La fonte émaillée est très pratique, les casseroles en inox, les plats à gratin en fonte émaillée ou en terre cuite, ou encore en verre pyrex, sont excellents. Les pots qui se referment, en terre ou en pierre, dans lesquels on peut cuire un poulet d'une pièce, donnent de très bons résultats.
Attention aux poêles ou aux casseroles antiadhésives ! Les matériaux qui les composent peuvent être nocifs. N'hésitez pas à les remplacer dès les premières rayures car c'est à partir de ce moment que vous risquez d'être contaminés par les produits toxiques qui revêtent les parois. Il en est de même pour les plat émaillés. L'idéal reste l'acier inoxydable, le verre, la terre cuite et la fonte. Certains de ces ustensiles valent cher mais, comme ils durent très longtemps, cela en vaut le coût (la santé n'a pas de prix).

Il faut éviter de faire brûler la matière grasse qui sert à la cuisson. D'ailleurs, elle n'est pas toujours indispensable ; pour ma part, je saisis et cuis « à sec » à petit feu avant de retourner, parfois je ne retourne même pas. Si on utilise un peu de matière grasse, il faut impérativement la jeter après cuisson.

Le principe de cuisson est le même pour une pièce plus importante ; on utilise alors une sauteuse (une sorte de poêle à bords hauts et évasés). On peut mettre un couvercle pour obtenir une cuisson à cœur de la pièce épaisse, en la maintenant plus longtemps sur un feu doux.

Pour un rôti, une côtelette épaisse ou un poisson, je ne retourne le morceau qu'au dernier moment pour pratiquer une cuisson éclair sur l'autre face.

La première face aura subi au préalable une cuisson aux trois quarts, à couvert aux trois quarts, ce qui a pour effet de faire « gonfler » la pièce.

• **La cuisson dans un bain d'huile** concerne surtout les aliments contenant de l'amidon (c'est le rôle de la pâte à frire, indispensable dans certains cas) que l'on caramélise en les plongeant dans une huile chauffée à une température minimum de 180 °C. Il ne faut pas en abuser, c'est surtout pour faire la fête avec les enfants. Les meilleures huiles utilisées pour la cuisson sont les huiles de palme ou d'olive. Il est important de bien maîtriser leur température, elles ne doivent jamais fumer. Une huile qui brûle provoque la décomposition du corps gras, répand une odeur âcre et devient cancérigène. L'huile ne doit pas être réutilisée plusieurs fois car elle retient certains éléments de l'aliment que l'on y a cuit et il est indispensable de la filtrer après chaque utilisation.

Tenez compte du pouvoir calorique de l'huile dans la composition du menu.

• **La cuisson au wok** à la chinoise (c'est un excellent ustensile, mais qui, tout comme le couscoussier, tient beaucoup de place dans les petites cuisines modernes) est intéressante. Cet instrument permet de cuire rapidement, sur toutes les faces du wok, avec peu de feu et très peu de matière grasse, des aliments préalablement coupés en dés ou en lamelles : légumes auxquels on ajoutera des morceaux de poisson, de volaille, de viande ou de tofu (soja), puis un assaisonnement afin d'obtenir un plat complet en un temps record donc avec une perte minime des vitamines et des minéraux.

Il existe d'autres excellentes méthodes, comme la cuisson sous vide ou dans des fours à basse pression, mais elles concernent plutôt les traiteurs ou les restaurateurs. Bien traitée, la cuisson, le transport et le réchauffage de plats cuisinés sous vide donne des résultats remarquables, surtout lorsque la cuisson aura été pratiquée à basse température (50 à 80 °C), ce qui permet une excellente conservation des qualités nutritives des aliments.

• **Le four à micro-ondes** est pratique mais je le proscris car il agit sur les cellules de l'aliment qu'il est chargé de cuire ou de chauffer, et détruit les nutriments. Autant oublier alors tous les principes sur la qualité alimentaire. Il supprime également toute notion de préparation culinaire.

Chapitre 5

L'« écolovie », un principe de vie

Quand va-t-on enfin parler de nourriture, de menus et de bonnes choses ? Bientôt...

Il est nécessaire de bien maîtriser la notion d'hygiène alimentaire générale avant d'aborder la gastronomie. J'aimerais que vous adoptiez une attitude globale : une « ÉCOLOVIE » !

Nous sommes tellement dénaturés par des agressions de tous ordres : bruits, pollutions (atmosphérique, électronique, ménagère, alimentaire, textile), des informations négatives (négativisme, catastrophisme), l'insécurité, les déplacements, etc., que nous perdons progressivement l'usage de nos sens. L'odorat est généralement très faible, on s'habitue à des odeurs extrêmement nocives. L'ouïe aussi est déficiente ; on ne sait plus écouter et localiser les bruits de la nature. La vision est malmenée par les écrans informatiques, les spots, les éclairages violents, les néons. Le goût n'est plus sollicité : on mange salé ou sucré, pimenté ou aillé, à part cela ? veau ou volaille ? épinard ou blette ? Quant au sens tactile... cuir ou synthétique ? cachemire ou angora ?

Ayez un comportement soucieux de la nature, de

votre corps, et responsable de l'environnement que vous (dé)formez et léguerez à vos descendants.

À propos de qualité :
On respecte son corps si on ne lui impose pas un rythme impossible ni des aliments et produits qui l'intoxiquent.
On respecte son environnement si on ne passe pas sa journée à le détruire et à le modifier :
– avec les gaz d'échappement et toutes les émanations de produits chimiques volatils,
– les produits d'entretien et tout ce qui passe dans les égouts,
– trop d'emballages non biodégradables et toutes les ordures que l'on jette.
On respecte les autres si on n'agit pas en égoïste en se disant que, pour le moment, ça tourne !...

Vous observerez qu'on y songe un peu. Les supermarchés vous invitent à conserver vos sachets, on parle de plus en plus de recyclage des déchets, et on trouve des produits recyclés (papiers, emballages).

À la limite, si vous ne vous sentez pas concerné par l'avenir de la planète et de ses occupants, mutants, survivants aux agressions chimiques, les arguments qui suivent devraient vous convaincre d'y prêter plus d'attention dans votre quotidien alimentaire.

Si vous achetez une belle salade chez le maraîcher qui vous a affirmé qu'elle n'avait pas subi de traitement chimique, pourquoi alors la laisser flétrir dans son sachet plastique ? Le pain de campagne bien levé, façonné à la main, à la mie solide et élastique, va-t-il garder son bon goût si vous l'entourez d'un linge lavé à la lessive agressive et odorante ? Un thé cueilli avec soin sur les hauts plateaux de l'Inde peut-il être dégusté dans de bonnes conditions s'il a infusé dans une eau chlorée ?

Pensez-vous que ce sont là des détails ou des exagérations ?

Outre l'aspect gustatif, c'est votre santé qui en dépend. Votre organisme, par l'intermédiaire de votre bouche, de votre nez et de votre estomac, ingurgite et stocke, petit à petit, des quantités de toxiques. Votre foie et vos poumons ne peuvent pas accomplir de miracles en permanence. Leur travail de filtrage finit par épuiser l'organisme et un état de fatigue, de lassitude peut trouver là son explication.

Ayez toujours à l'esprit que **« l'écolovie »** est une démarche solidaire et humaine. Si tout le monde s'y met :

– les coûts de la qualité finiront par baisser avec la concurrence ;

– on ne subira plus de désastres tels que ces maladies qui déciment les troupeaux et ruinent les exploitants ;

– on payera moins d'assurance maladie, qui est un coût collectif, rappelons-le ! ;

– on encouragera des petits producteurs français ou étrangers (notamment des pays pauvres) qui tentent de survivre en offrant de la qualité et qui vous respectent puisqu'ils ne vous trompent pas.

On dit actuellement que les femmes auraient une espérance de vie supérieure à celle des hommes. Cette affirmation courante me laisse dubitative car, mesdames, si votre existence a changé en quelques décennies, vous qui avez acquis l'accès aux professions autres que « femmes au foyer », « gestionnaires du budget familial » ou « mamans éducatrices » – métiers que les politiques n'ont jamais osé rémunérer à leur juste valeur –, vous vous êtes lancées à corps perdu dans un tourbillon d'activités qui ne vous apportent pas, loin s'en

faut, que des satisfactions : vous jonglez avec les horaires entre l'heure d'ouverture de la crèche, la cloche de l'école, les départs du RER ou du TER, vos rendez-vous, les trente-cinq heures ; vous vous énervez dans votre voiture et vous vous précipitez dans les magasins avant la fermeture ; vous êtes sous pression au travail et vous brûlez cigarette sur cigarette tout en réglant tant bien que mal votre divorce ou les difficultés de votre enfant qui côtoie la drogue... Vous vous nourrissez sur le pouce en écoutant tout ce que l'on vous assène sur la diététique et en essayant à chaque fois les dernières nouveautés « bonnes pour ce que vous avez » ! Et, pour finir, vous ne faites pas souvent d'exercice physique...
À égalité... oui, mais en diminuant l'espérance de vie pour tout le monde... Pas gai !

Il y a seulement quelques décennies, lorsqu'un enfant était grippé ou atteint d'une maladie virale bénigne, on le gardait au chaud à la maison pour qu'il récupère au plus vite et qu'il ne distribue pas à tous ses camarades d'école les microbes responsables de son état... Actuellement, il n'est pas question d'annuler une séance de pâte à modeler, pour la simple raison que personne ne reste au foyer bichonner le malade ! Aussi, à des âges où la fragilité des petits corps est indéniable, on les baigne dans une société scrofuleuse (écoutez autour de vous, je n'exagère rien !), ce qui a pour conséquence de mettre notre jeunesse sous antibiotiques (cela agit plus vite que le bouillon de légumes), lesquels sont de moins en moins efficaces. On vaccine enfants et vieillards sans tenir compte de leur faiblesse, et la population dite active est de moins en moins à même de s'immuniser naturellement, car le stress et la mauvaise alimentation lui ôtent progressivement les capacités de lutter contre les agressions.

Les gens ne se protègent pas non plus ; « on n'y peut rien, tout le monde était malade au travail ». Peut-être, mais ne faites pas la bise aux bronchiteux, lavez-vous les mains avant de manger et plusieurs fois dans la journée, prenez des suppléments de vitamines C (antivirale) ; soignez votre foie pour qu'il puisse accomplir sa « tâche de combattant » et faites une diète, sans nourriture grasse et en général sans surcharge alimentaire.

Chapitre 6

Choisir et établir votre programme alimentaire

Les bons principes

LE PETIT DÉJEUNER EST UN REPAS IMPORTANT

Il doit représenter au moins le quart de l'apport alimentaire de la journée.

On dit souvent qu'il faut faire un petit déjeuner de roi, un déjeuner de prince et un dîner de mendiant ; voilà un excellent dicton, malheureusement difficile à appliquer pour un enfant qui a souvent du mal à se réveiller et doit prendre un transport scolaire dès 7 heures du matin, pour un lycéen ou un travailleur qui déjeune à midi à l'extérieur, à la cantine ou sur le pouce. Et c'est pareil pour celui qui part tôt au travail. C'est pourquoi il ne faut pas oublier d'emporter une collation importante dans son cartable ou dans son sac.

AU COURS DE LA JOURNÉE

Il faut éviter les grignotages incessants.

La boisson est indispensable : plusieurs fois un verre (15 cl) d'eau ou de jus de fruits (ou de légumes) frais, peu ou pas d'excitants, parfois quelques infusions ou du thé léger.

Au cours des repas

Il ne faut pas faire d'excès, notamment de viandes rouges ou de charcuteries, trop riches en graisses saturées et en acide urique qui fatigueront vos reins et provoqueront des accidents musculaires ; il en va de même pour les fromages affinés ; il faut faire une place aux légumineuses et aux poissons sauvages de haute mer.

Les excès de sucres rapides, sodas, barres chocolatées, gâteaux secs déroutent notre horloge alimentaire. Les collations prises au cours de la journée doivent aussi être programmées et faire l'objet d'une lecture attentive des étiquettes. Pour ces collations, il est préférable de manger un fruit frais ou des fruits secs.

La cuisine doit être un lieu de vie agréable : seul, peut-être, l'ordinateur est capable de lui disputer la primeur d'une visite au retour de l'école ! En effet, votre enfant, après avoir posé son cartable, s'y rend le plus souvent pour ouvrir placards, frigo, congélateur, en quête d'une boisson ou de quelque chose à se mettre sous la dent.

Ne le tentez pas en remplissant le frigo de coca et de crèmes dessert ou le congélateur de glaces.

Faites en sorte que cet espace, parfois réduit, ne devienne pas un lieu de passage éclair : la table doit être dégagée, nettoyée des miettes du dernier repas. *Exit* la poubelle à la gueule béante dégageant son haleine fétide. Essayez d'être à peu près à jour de la vaisselle sale ; les éviers inaccessibles, encombrés de verres, d'assiettes et de plats gras, n'encouragent pas à se laver les mains. Les commissions laissées à même le sol dans les sacs plastique en attente de rangement font désordre ; une petite déco, deux fleurs, un tableau, trois fruits, ainsi qu'un rangement astucieux et fonctionnel donneront envie d'y rester un moment et de cuisiner un minimum. De la même façon, dans un atelier minable, pas éclairé et mal équipé où les outils sont impossibles à dénicher, on n'aura pas le goût de bricoler.

Un petit mot pour vos enfants, s'ils se trouvent seuls en rentrant de classe, leur prouvera que vous pensez à eux et les incitera à manger ce que vous leur suggérez.

Je fais partie de ces utopistes qui pensent que l'affection parentale peut porter ses fruits et que l'esprit familial peut perdurer dans une société informatisée qui forge les individualismes...

Un repas pris en commun reste un moyen de communication indéniable. C'est là que les gamins raconteront leurs journées d'école, que vous pourrez jauger leur humeur, triste, grave ou gaie, juger de leur appétit. L'anorexie est un mal qui se répand. Il faut savoir l'appréhender alors qu'il en est encore temps.

Le laxisme éducatif est sans cesse mis en cause. Faire preuve d'un peu de fermeté envers les jeunes générations, imposer quelques contraintes, c'est transmettre la philosophie que l'on a soi-même acquise à travers les années ; c'est donner le résultat de ses propres tâtonnements dans de nombreux domaines pour éviter à sa progéniture de connaître les mêmes problèmes. Elle en aura tant d'autres à affronter !...

Au cours des repas et dans la journée, n'hésitez pas à dire à vos enfants ce qu'il ne doivent pas manger, obligez-les à ne pas rejeter les plats et à ne pas gaspiller. De toute façon, les conflits de générations sont comme la révolution ou la lutte des classes : dénués d'objectivité, ils sont parfois nécessaires à l'accomplissement et à la reconnaissance de soi.

De la même façon, il faudra s'habituer à raisonner sur la journée. Si l'on fait des excès à midi, ou tout simplement si l'on a mangé une viande et des légumes en quantité, ou un plat de pâtes, c'est-à-dire un plat complet, on compensera par un repas plus léger le soir. Si l'on prévoit un repas familial « soigné » le soir, on se limitera à des sucres lents et un morceau de fromage lors du repas que l'on prendra à la cantine à midi, en délaissant la viande en sauce qui n'est pas indispensable, et à un fruit frais que l'on mangera entre deux cours. Il faut noter les menus de l'enfant lorsqu'il déjeune à l'école ; ceux-ci sont affichés à l'entrée des écoles, c'est une obligation. Demandez-lui comment s'est passée la journée et ce qu'il a mangé. Vous connaissez le menu mais cela ne vous apprend rien sur son appétit, ses goûts et la qualité de la cuisine ! Vous composerez vos menus du soir et des autres jours en fonction de ses repas scolaires.

N'oubliez pas que le sucre se transforme en gras et que tous les fast-foods sont gras !
Gras + gras = très gras !

« Un fruit chaque jour, au moins » était notre devise. Mon père ramassait les pommes reinettes avant les premières gelées. À l'annonce du dessert, nous avions pour consigne de descendre à tour de rôle à la cave pour en remonter quelques-unes. Raphaëlle avait peur du noir et des araignées...

Aux beaux jours, nous partions au marché le samedi pour en rapporter des cagettes de beaux fruits mûris au soleil : melons, pêches, abricots étaient les délices de l'été.

Nous devions manger de tout, c'était obligatoire. Pas question de se défiler ou de faire un caprice devant les petits pois ou le chou ! La viande était saisie sur le gril, sans sel, les légumes étaient souvent cuits à l'eau, sur lesquels fondait un morceau de beurre frais posé au dernier moment.

Les besoins en calories

Essayez de savoir si « votre corps mérite sa pitance ». Étiez-vous dans les intempéries, au froid ? à la chaleur ? Avez-vous fait de l'exercice ? Avez-vous eu une journée trépidante avec des prises de responsabilités et de la fatigue nerveuse ou, au contraire, vous êtes-vous reposé le corps et l'esprit ?
Vous n'avez pas quitté le bureau puis pris l'ascenseur pour récupérer votre voiture au garage avant de rentrer chez vous et de vous affaler dans un fauteuil devant la télévision ? On ne remplit pas son estomac d'aliments caloriques lorsqu'on est au repos. Au contraire, on doit se nourrir en vue d'efforts ou d'activités futures et compenser les éventuelles pertes énergétiques à la suite de ces derniers. Un corps d'adulte n'a pas les mêmes besoins énergétiques qu'un corps d'enfant ou de personne âgée. Chaque individu doit connaître ses propres contraintes, ses réactions aux agressions, son assimilation, ses goûts, ses faiblesses de terrain.

Prévision ou bilan énergétique

Qu'allez-vous faire ce matin ? Qu'avez-vous fait dans la journée ? Qu'ont mangé les enfants ?...

Les besoins caloriques dépendent, bien évidemment, de l'activité physique de l'homme. Le simple maintien de la vie dans le corps représente 75 % des dépenses énergétiques d'un individu sédentaire ne pratiquant pas plus de deux heures de sport par semaine.

Dans le cas particulier de la maladie, l'organisme, qui doit lutter contre elle, ne peut pas se permettre de gaspiller de l'énergie en digestion et dégradation. Il faut alors choisir des aliments hypotoxiques, qualitatifs et non quantitatifs.

En cas de croissance ou de grossesse, les besoins sont plus importants. Ils le sont aussi pour les sportifs qui pourront avoir besoin de 3 500 à 4 000 calories, ou même, dans les cas extrêmes de courses de vélo à étapes, jusqu'à 10 000 calories par jour. Nous sommes généralement dans le cas de la suralimentation, le corps s'y habitue. Un programme de longue vie préconise un apport calorique modéré, ce qui économise l'organisme.

Que boire ? et quand boire ?

Les conditions extrêmes, quand il fait froid ou très chaud, demandent plus d'énergie. Mais on peut plus maigrir au chaud parce qu'on n'a pas besoin de graisse, si bien qu'on peut se nourrir d'aliments énergétiques mais peu caloriques : légumes, sucres lents, protéines maigres... Alors que, l'hiver, il faut un apport lipidique très calorique.

Un poussin naît sans graisse, ce qui le rend particulièrement vulnérable, à tel point que sa mère poule le protège sous son aile ! J'ai des poules naines qui couvent régulièrement. On compte vingt et un jour à partir du moment où la mère décide de s'accroupir et de ne plus bouger sur ses œufs ; ce qui l'épuise d'ailleurs car elle doit faire monter la température et la maintenir jusqu'à éclosion.

Un jour des « saints de glace », en mai, mon premier poussin vit le jour. « Icy-pussy » (poussin glacé), ainsi fut-il nommé, était adorable. Mon devoir fut de lui donner du beurre dès qu'il put l'ingurgiter pour lui fournir des réserves en lipides. C'est en lisant des ouvrages sur la basse-cour et en discutant avec les paysans sur les marchés que j'ai enregistré bien des données sur la nature. En observant la nature, le comportement floral et animal, on comprend et on apprend beaucoup de choses.

C'est comme ça que j'ai appris que je devais donner un seau d'eau tiède à mes oies lorsque la température descendait très bas (– 10 à – 15 °C), ce qui ne les perturbe pas car leur duvet et leur graisse leur permet de supporter des froids canadiens. (Le plumage des oies du Canada est d'un bleu profond du plus bel effet !)

Elles plongeaient le bec dans l'eau et commençaient un long gargarisme sonore en redressant le cou, la tête pointée vers le ciel.

N'oubliez pas de boire. Autant il est aisé de penser à s'hydrater quand il fait chaud et que l'on transpire, autant, lorsqu'il fait froid, on n'a pas ce réflexe. Or, en montagne spécialement, l'air est sec. Votre corps demande du liquide, l'hiver aussi ; et si vous êtes au bureau, l'air de la pièce est souvent asséché par le chauffage : alternez eau, potages, tisanes, thé léger...

Il est excellent de boire quelques gorgées d'eau le matin au réveil, pour compenser les pertes dues à l'activité corporelle nocturne, essentiellement respiratoire et circulatoire ; de plus, cela facilite le transit.

Au cours de la journée, il est préférable de boire avant ou entre les repas, un verre d'eau est suffisant pendant les repas. Les boissons ont l'inconvénient de diluer les sucs digestifs, perturbant ainsi la digestion ; les boissons sucrées ne doivent pas être sur la table !

Les personnes qui n'ont pas soif doivent faire des efforts pour boire au moins un verre d'eau plusieurs fois dans la journée. L'organisme fonctionne au moyen de l'eau : poumons, cerveau, foie, sang... tous ces organes ne sont performants que s'ils sont hydratés. Par manque d'eau, le rendement d'un sportif est considérablement diminué, mais également le rendement intellectuel ; pensez à boire au travail ou au lycée. Ne croyez surtout pas que l'eau serve seulement à éliminer les déchets. Elle participe à toutes les fonctions. Dans le cas d'un déficit hydrique, le foie, les reins travaillent dans de mauvaises conditions et votre corps fait de la rétention d'eau et d'aliments par sauvegarde ; vous grossissez ainsi... À bon entendeur !

L'APPORT IDÉAL DE LA JOURNÉE

- Une ou deux gorgées d'eau au réveil.
- Un verre à 10 heures, à 15 et 17 heures (une boisson chaude est excellente dans l'après-midi), surtout pendant les saisons froides, quand le jour décline, un liquide chaud, tisane ou bouillon, redonne de l'énergie pour le soir.
- Le double de liquide, soit 30 cl, au petit déjeuner, thé léger ou café arabica léger, infusion tonique, chicorée.
- Pas plus de deux verres d'eau lors de chaque repas.

Les boissons alcoolisées ne sont pas souhaitables,

surtout les apéritifs ayant une teneur en alcool supérieure à 15 degrés.

Le vin est excellent pour combattre les maladies cardio-vasculaires mais seuls les adultes pourront en boire, et pas plus de deux à trois verres par jour, en évitant les vins blancs, souvent acides, pour leur préférer les rouges riches en tanins, vitamines, sels minéraux et oligo-éléments. La vigne est traitée, mais on commence à produire d'excellents vins bio. La bière peut être bue modérément.

Les jus de fruits et de légumes (betterave, carotte, céleri) sont pleins de richesses ; il est préférable de les préparer à la maison, soit en les pressant juste avant de les consommer, ce qui est simple pour les agrumes (orange, citron, pamplemousse). Les jus les plus riches seront préparés à la centrifugeuse, grâce à laquelle on pratiquera des mélanges fruits et légumes (pommes-carottes). Vous pouvez en acheter d'excellents, pasteurisés, dans les rayons frais, mais il faut les conserver au froid.

• **Les eaux minérales**

– Gazeuses, elles peuvent être consommées modérément entre les repas mais il faut faire attention à leur taux de sodium élevé ;

– plates, toutes n'ont pas la même composition minérale, il faut lire les étiquettes : celles qui sont riches en calcium sont bonnes pour les sportifs, les enfants, les femmes ; celles qui sont riches en magnésium sont bonnes pour maîtriser les excès de tension, la nervosité, elles seront donc bues de préférence le soir ; les eaux peu minéralisées seront plutôt bues le matin car elles sont diurétiques et favorisent l'élimination.

Les repas doivent être équilibrés

« C'est pour votre santé », annonçait-elle. C'était aussi parfois pour nous convaincre d'avaler des aliments que nous n'aimions vraiment pas, ou encore nous donner envie d'être à table.

Ma mère avait institué quelques rites culinaires.

Ainsi, chaque jeudi, jour d'abattage, mon père et moi avions droit au foie de veau, bourré de vitamines du groupe B, de fer... de quoi pouvoir défier Popeye ! En arrivant du lycée, sentant l'escalope frémir dans la poêle, je poussais la porte avec un cri de dégoût : « Beuh... c'est jeudi aujourd'hui », et mon père se joignait à cette brise de révolte ! Mes sœurs avaient fini par y échapper, l'une en entrant en pension, l'autre en étant membre de l'équipe de France, espoir de ski alpin.

Le vendredi était le jour du poisson... Hélas, en Haute-Savoie, la truite issue des torrents de montagne se fait rare et le saumon n'a pas encore trouvé la solution pour remonter les rivières depuis la Norvège jusqu'au pied du mont Blanc. On ne peut pas tout avoir, le saucisson, la tomme et le plaisir fondant d'une chair aquatique, à peine saisie, moelleuse et délicieuse.

Or, comme nous étions soumis à pénitence, en ce dernier jour ouvrable, ma mère se rattrapait en nous confectionnant le « tôt-fait » traditionnel en guise de dessert ; c'est une sorte de cake facile et vite fait, qui nous satisfaisait pleinement, d'autant qu'elle le parfumait souvent avec une bonne rasade de rhum ! Le jus de citron pouvait le remplacer. Tel le chat moyen sur une chaise, en attente, j'accompagnais du regard chacun de ses gestes jusqu'à ce que la palette fasse couler la pâte dans le moule. À l'aide de mon index, je pouvais alors consciencieusement procéder au nettoyage du saladier en verre où il en restait toujours un peu...

Décidément, la punition devait continuer le soir de ces « sacrés vendredis » puisqu'il y avait la fameuse soupe de légumes agrémentée d'orties (fortifiant, reminéralisant), de pissenlits (draineur, purgatif), de céleri (draineur, reminéralisant) et j'en passe... La totale, quoi...

Maman Yvette sortait alors la boîte magique ; belle, rouge et ronde, en fer, avec son couvercle décoré qui, une fois soulevé, montrait son contenu de petits poissons. Un banc de ces biscuits apéritif venait nager dans notre assiette de verdure ; une cuiller en pêchait un, puis une autre allait attraper le deuxième... jusqu'à ce que l'océan soit asséché.

LE PETIT DÉJEUNER

Il devra être copieux, le choix est large. Il devra comporter, outre une boisson chaude, thé vert ou thé darjeeling, tisane tonique (thym-citron, menthe ou romarin), chicorée nature ou café 100 % arabica nature :

- des glucides lents ou mi-lents à rapides : pain de campagne, pain complet, pain au germe de blé, pain à l'épeautre, pain au blé germé, pain de seigle ou des céréales en flocons précuites ou soufflées, des biscuits complets, du cake à la farine complète, de la purée d'amandes, des fruits séchés (dattes, pruneaux, figues), de la purée de fruits, du miel ;
- des lipides, graisses animales comme une dizaine de grammes de beurre cru, ou des graisses végétales comme de la purée d'amandes ou de la margarine non hydrogénée ;
- des protéines légères, par exemple une tranche de jambon dégraissé d'une cinquantaine de grammes, une portion de fromage peu affiné (brie pasteurisé

allégé ou mozzarella), un petit œuf à la coque, du fromage frais à tartiner comme de la brousse de brebis ;

- ou des aliments mixtes comme un gâteau de semoule (blé + œuf + lait + sucre), du riz au lait, un flan (œuf + lait + sucre) et du pain complet (blé), une céréale ou du pain avec du fromage blanc et une compote ou de la purée de fruits. On peut aussi manger des biscottes complètes (blé ou épeautre) avec de la brousse et de la purée de fruits ou d'amandes, ou du pain de campagne avec du jambon, ou encore des dattes, figues et amandes avec un biscuit complet ou une tranche de pain de seigle.

Le lait n'est pas toujours bien digéré, il faut être attentif à ce sujet car, à l'excès, il peut provoquer des affections ORL, et autres inflammations et allergies.

Les collations et goûters

Ils ont lieu à 10 heures et vers 16-17 heures, et sont nécessaires ; des fruits frais, une carotte sont recommandés, mais aussi des fruits oléagineux (noix, noisettes, amandes), des fruits secs, des céréales, des barres énergétiques, de préférence à base de céréales bio qui comportent des glucides à assimilation semilente et de très nombreuses vitamines et sels minéraux, qui viendront soutenir les efforts musculaires et intellectuels.

Les traditionnels goûters à base de pain et de chocolat étaient bons et simples, d'un coût modique. L'après-midi, lors de ces collations, les enfants n'éprouvent pas toujours le besoin de boire, ce sera alors parfois un bon moment pour s'asseoir autour d'une table, boire un verre ensemble et susciter quelques confidences ! Vous en profiterez pour prendre avec eux un thé léger et draineur. Veillez à ce que les gamins ne sortent pas systématiquement des cannettes de boissons gazeuses sucrées et excitantes (l'obésité *made in USA* nous guette).

Quand j'étais petite enfant,
je récitais mes leçons en chantant
Quand j'étais petite enfant,
j'avais toujours un goûter en partant...

Il me fallut quitter les jupes de maman à six ans – date limite du premier devoir obligatoire de citoyenneté – pour me rendre à l'école. Institutrice, elle m'avait déjà tout appris ; lire, écrire, compter étaient mes exercices au bout de la table de la cuisine alors qu'elle préparait à manger, un œil sur mes devoirs. En septembre 1964 donc, je connus ma première vraie maîtresse... Chaque jour je parcourais à pied le kilomètre qui séparait la maison paternelle du bâtiment scolaire tenue par la main solide de ma mère, femme aux pas énergiques ; je volais presque, essayant vainement de rattraper, par mes petits bonds, sa grande foulée. Sur mon dos, dans mon cartable en cuir, se trouvait toujours un goûter maison. Pas de boîte de biscuits, de croissanterie grasse ou de barres chocolatées et caramélisées. Rien de tout ça !...

C'est à la fin du petit déjeuner qu'elle me confectionnait deux belles tartines de pain de compagne grillées, encore tièdes, cimentées par une couche de beurre frais et une cuillerée de bon miel de montagne, et les enfermait dans mon sac sommairement enveloppées dans un papier de boulangerie.

Une fois en classe, alors que la mélancolie me prenait, j'ouvrais discrètement la fermeture Éclair centrale et humait une bouffée de ce goûter en songeant à la douceur maternelle et à la dégustation proche lors de la récréation...

Que ce soit pour vous, qui partez au travail, ou pour votre enfant qui se rend à l'école, il faut emporter quelque chose que vous sortirez au moment où vous vous sentirez un peu mou ou bien agressif.

LE BRUNCH

Il est comparable au petit déjeuner :

→ on augmente les quantités en glucides lents, pain, céréales, et on peut même préparer un plat rapide de spaghettis avec une portion de fromage (comté) ;

→ on peut proposer de la viande froide, du poisson cru (saumon, truite) et offrir une part de quiche maison, ou un œuf à la coque ;

→ de la tarte aux fruits cuits, ou une grosse brioche peu grasse (type tresse), ou un beau cake à la farine complète (si on a déjà mangé à satiété, cela permet d'en couper une tranche et de l'emporter pour le creux du milieu de la journée) ;

→ fruits cuits, pruneaux trempés... jus de pommes-poires ;

→ présenter des fruits frais qui seront emportés pour la suite des événements.

LE REPAS DE MIDI

Il sera léger, conçu et consommé en fonction du temps qu'on peut lui consacrer, des menus de la cantine ou de la cafétéria, de l'endroit où on le prend ou encore de la carte du restaurant.

L'idéal est de pouvoir connaître à l'avance le schéma directeur de votre journée ; les enfants ont leur emploi du temps établi et, au travail, généralement, les horaires ne se modulent pas ; pour ceux qui ont des rendez-vous sans heure butoir, des déplacements à durée variable, des réunions, c'est plus compliqué.

Retour en arrière : si vous partez très tôt et que vous ne pouvez pas avaler un petit déjeuner copieux, ne faites surtout pas l'impasse sur une boisson chaude (thé ou tisane) et sur l'eau du lever. Mangez quelques fruits séchés trempés dans votre thé pendant un instant, un biscuit complet ou deux, et emportez une pomme ou une poire, un petit fromage blanc et une compote, ou un gâteau de riz, deux tranches de pain au germe de blé en sandwich avec du fromage frais et de la purée de myrtilles... Vous aurez toujours un moment dans une heure ou deux pour les déguster. Et n'oubliez pas la cuiller et la serviette en papier !

À l'heure du déjeuner, vous sortez du lycée ou du travail ; vous avez peut-être un rendez-vous d'affaires, alors :

1) Vous allez manger à table un repas consistant mais qui ne doit pas vous alourdir ni empêcher toute réflexion intellectuelle ou activité physique (c'est mercredi) !

– si la qualité est là, dans un bon restaurant ou une bonne cantine : protéines (grillade, ou poisson, ou rôti) et légumes cuits ou crudités ;

– sinon, glucides lents : céréales (couscous + légumes sans sauce, pâtes, riz) ou légumineuses, ou pommes de terre (non frites), avec fromage et, pour dessert, une tarte aux fruits cuits.

2) Vous ne vous mettez pas à table pour un repas chaud ; vous avez la solution d'un excellent sandwich « fait maison » en le composant de ces ingrédients au choix :

a) pain de mie bio ou pain au levain ou encore baguette de campagne bio.

b) blanc de volaille ou sardines ou thon ou avocat ou œuf mollet ou jambon (cru ou cuit) ou fromage (comté, beaufort),

c) feuilles de salade, basilic, persil, carottes râpées, tomates, haricots verts cuits, épinards frais,

avec un assaisonnement léger facultatif car cela risque de couler : un peu d'huile et de moutarde en grains. C'est bon et ça cale !...

Jamais de fruit cru à la fin du repas, ils ont tendance à fermenter dans le bol alimentaire, ce qui rend la digestion difficile.

Quelques idées de goûter

Au choix, une, deux ou trois de ces « grillotines », selon votre appétit et vos activités :

- quelques dattes, amandes, noix, pruneaux, figues (j'adorais les bananes séchées). Attention à la fraîcheur et à la qualité des fruits secs : les oléagineux sont fragiles, ils peuvent facilement rancir à la chaleur et devenir vraiment indigestes, voire nocifs (noix et noisettes). Quant aux fruits séchés, regardez s'ils sont enduits de sucre ou conservés et colorés au moyen de produits chimiques : un abricot sec trop orangé ou une datte bien luisante en sont les signes ;
- un ou deux biscuits biologiques (vous trouverez plusieurs marques et paquets en grandes surfaces) soja-orange/sésame/germe de blé/blé complet, soja/figue/épeautre/sarrasin, ou encore un petit pain de seigle aux raisins et noisettes ou un pain au lait et aux raisins secs ou une pomme, un autre fruit, ou encore une carotte, accompagnés d'un jus de carottes et citron ou d'un grand verre d'eau ;
- le chocolat n'est pas à proscrire ; les enfants l'adorent et nombre d'adultes également. Il est riche

en minéraux et en calories aussi, mais contient un équivalent de la caféine. Évitez de donner du chocolat noir aux enfants déjà énervés. Le chocolat au lait aux amandes est le plus riche en calcium. Le petit pain au chocolat, qui associe gras et sucre, n'est pas à consommer tous les jours.

Pour ma part, je consomme toujours un thé léger (yunnan pu-erh, fermenté et très peu théiné, ou oolong, semi-fermenté) en milieu de journée ou en fin d'après-midi. Ces thés sont des mange-graisses, anticholestérol, et font éliminer.

Pour les enfants, s'ils sont actifs, une banane apportera vitamines et sels minéraux mais reste très calorique. Faites attention à la corpulence de votre enfant, s'il est :

- soit tout en longueur et très maigre ;
- soit à tendance grassouillette.

Sachez que, généralement, ces deux types d'individus, bien que d'apparence opposée et de caractère différent, ont souvent la même façon de se conduire : nerveux et dynamique ou au contraire nonchalant, ils ont tendance à manger à toute heure des aliments sucrés ou à boire des cannettes de cola.

Le mince shunte les repas et sera énervé par des poussées de glycémie, alors que le « rond », qui aime manger, vient compléter les casse-croûte par un abondant repas.

LE REPAS DU SOIR

C'est à ce moment de la journée qu'il faut faire le bilan nutritionnel de la journée pour rééquilibrer, dans la mesure du possible, les apports et le drainage.

Si vous avez mangé de la viande à midi, pas de protéines lourdes le soir, vous mangerez donc des céréales ou des pommes de terre ; par contre, si vous n'avez pas eu de protéines à midi, préparez des céréales avec des légumineuses ou un gratin avec des œufs et du lait.

Si vous n'avez eu ni légumes ni crudités, vous préparerez une bonne salade composée ou des légumes vapeur avec des protéines légères (œuf) ou du riz complet, selon ce qui a déjà été consommé.

Il est bon de pouvoir dîner le plus tôt possible (avant 19 heures) pour digérer correctement, ne pas stocker et bien dormir. Et cela vous évitera les grignotages d'attente dont nous sommes tous friands ; j'ai pour habitude de proposer dès 17 ou 18 heures des quartiers de pommes et de carottes crues à tous ceux qui passent par la cuisine.

Vous n'aurez certes pas toujours la possibilité d'équilibrer les apports sur une journée marquée par une activité ou un événement exceptionnel, des menus scolaires incompatibles, des appétits incontrôlés ou incontrôlables, etc. Vous compenserez alors les déséquilibres par la conception des repas du lendemain et des jours suivants. Par exemple, ne faites pas trois gros repas de viande consécutifs dans la semaine. Alternez avec du poisson, une omelette ou un gratin, une quiche, un mélange céréales-légumineuses, etc. Ne restez pas plus de deux repas sans légumes ou crudités, sans plat chaud, sans céréales ou pommes de terre.

Le lieu et le temps des prises alimentaires sont importants

Notre corps a une horloge biologique qu'il est important de connaître et de savoir exploiter. Toutes nos fonctions ont des rythmes (de

24 heures, 28 jours, ou annuels, lunaires ou solaires, en relation avec notre système hormonal), les plus importantes d'entre elles sont les plus exigeantes.
Ainsi, les graisses absorbées ne provoqueront pas la même prise de poids ou la même énergie si elles le sont le matin ou le soir ; les sucres n'auront pas les mêmes effets sur l'intellect ou sur les muscles, selon le moment auquel ils seront absorbés.

Il est normal que chacun observe sa propre horloge biologique et module ses repas en conséquence mais, comme en sport, cette horloge évolue, s'améliore avec l'entraînement et une modification douce et progressive des habitudes. Trop souvent, elle est artificiellement créée : coucher tardif, repas du soir abondant, grasse matinée, etc.

Il est évident que certaines personnes aiment se lever tôt et sont performantes dès le matin, alors que d'autres sont lentes à s'éveiller mais plus actives le soir ; cependant, les comportements et les réactions peuvent changer.

Les calories consommées le soir sont stockées et augmentent la prise de poids. Les sucres pris le matin vont alimenter le cerveau, ils agissent comme un starter, les cellules nerveuses en ont besoin. La boisson au lever représente comme un échauffement des fonctions digestives. On ne court pas un cent mètres à fond sans s'être échauffé en arrivant sur le stade !

De l'organisation, encore de l'organisation, toujours de l'organisation !
Autrefois, les gens partaient travailler à l'extérieur, aux champs, sur les chantiers, en emportant toujours un repas pour plus tard. Ils avalaient très tôt un bol de soupe, puis observaient une pause dans

leur travail vers le milieu de la matinée. L'organisme a besoin d'un échauffement avant de se lancer dans la mastication et le remplissage, puis la digestion de tout ça.
Le matin, à jeun, commencez par un verre d'eau ou une tisane de romarin qui hydratera votre corps après neuf à douze heures de jeûne.
Adoptez le plus possible des horaires de vie en harmonie avec les rythmes naturels : en été les jours sont longs et vous avez plus d'énergie, vous pourrez vous coucher plus tard et vous lever tôt. L'hiver, au contraire, la nature est en sommeil : couchez-vous tôt et levez-vous plus tard, le week-end par exemple.
L'automne : coucher tard – lever tard.
Printemps : coucher tôt – lever tôt.

• **Essayez de prendre les repas dans un créneau horaire fixe** et dans le calme.

1. Mangez varié.
2. Mangez avec plaisir.
3. Mangez calmement.

Utilisez des produits de saison. Ne proposez pas toute l'année la salade de tomates/laitue avec des tomates dures et pas mûres l'hiver, ou du pot-au-feu en plein mois de juillet.

Dans la semaine, diversifiez les menus : passez d'une céréale à l'autre (blé, millet, orge, maïs (polenta), épeautre...) Alternez les légumineuses : lentilles, pois cassés, soja, et évitez ainsi la viande à tous les repas (trois à quatre fois par semaine, c'est suffisant). Lorsque vous avez acheté des légumes frais, consommez en priorité les plus fragiles : la salade et les épinards se flétrissent vite, les artichauts ne doivent pas attendre non plus. Faites de même pour le poisson, prioritaire sur la viande, qui ne doit pas faire de « vieilles arêtes » au frigo ! L'agneau tient moins bien que le veau ou le bœuf...

Sur la journée, équilibrez les repas : une viande à midi, une céréale le soir ou l'inverse ; pensez aux protéines végétales : légumineuses, céréales, oléagineux, graines.

Ne servez pas au dîner les restes de midi, car vous mangeriez alors deux fois les mêmes aliments : viande et viande, ou pâtes et pâtes, ce qui ne serait pas équilibré ; gardez les restes pour le lendemain.

Cependant, ne laissez pas « traîner » ces reliques longtemps, au maximum une journée. Vous pourrez accommoder un reste de céréales avec un œuf, un peu de lait ou de lait de soja, le tout mélangé à un reste de légumes (carotte, poireau coupé) et du fromage (ricotta) passé quelques minutes sous le gril du four.

• **Le repas doit être bien présenté** ; même si vous êtes pressé, il faut le préparer un peu ! L'expression « mettre l'eau à la bouche » signifie que la salive vient naturellement à la vue et au fumet d'un plat ; or, la salive, nous l'avons vu, est un des éléments de la digestion.

• **Il ne faut pas se coucher aussitôt après le repas du soir** (ni faire la sieste immédiatement après le déjeuner). Il est préférable de faire une courte promenade, votre chien sera ravi, ou laisser un enfant jouer une dizaine de minutes. Prenez l'habitude de dîner tôt afin de bien digérer et de ne pas vous coucher en pleine digestion.

• **La télévision n'est pas un bon exercice physique.** Il ne faut pas s'allonger pour la regarder, préférez la position assise ; votre digestion se passera mieux ainsi.

Les sons, la lumière, la violence qu'elle propage n'ont rien de relaxant en général !

• **Les repas devront être pris à heures régulières.** Dans la mesure du possible, essayez de ne pas décaler les heures des repas d'un jour à l'autre et le petit déjeuner ne devra pas être sacrifié pour un quart d'heure de sommeil supplémentaire. On a vu qu'il est déterminant pour le comportement de l'enfant à l'école.

En cas de décalage incontournable, il faut s'organiser pour privilégier l'un ou l'autre repas. Par exemple, si le repas de midi a lieu à l'heure du goûter, le dîner sera quasiment inexistant, ou l'inverse. Mais faites attention au coup de barre durant l'attente, croquez quelque chose !

MATIN		
Thé vert au citron Pain de seigle aux noix Fromage Biscotte et purée de myrtilles	Thé vert au ginkgo Pain de campagne et margarine Tranche fine de jambon blanc dégraissé	Thé darjeeling Pain complet Fromage blanc Purée de châtaignes
À EMPORTER		
Cake complet	Pain de mie + crème d'amandes et fromage frais à tartiner	Gâteau de riz (un petit pot)
AVANT LE REPAS		
Kiwis Radis à croquer	Melon	Pamplemousse

MIDI		
Filet mignon de porc Champignons, échalotes Choux-fleurs ou choux de Bruxelles au jus	Pâtes fraîches aux œufs avec tomates fraîches pelées, ébouillantées, et huile d'olive, persil et basilic Brocolis vapeur Mozzarella ou comté	Steak haché (150 g) Haricots verts frais accompagnés de quelques pommes de terre nouvelles (faibles en amidon)
GOÛTER		
Yaourt au miel	Crème caramel et biscuit complet	Pain des sportifs ou pain au lait, noisettes, raisins secs, graines de tournesol ou de courges
DÎNER		
Carottes râpées, graines de sésame, ou potage orange Riz sauvage et riz complet Avocat et olives noires	Pomme et carotte Purée de lentilles au lait de soja Œuf mollet	Jus de carottes Boulghour Gratin de courgettes

COMMENTAIRES		
Le porc est la protéine lourde du jour, avec le fromage, complétée par les végétales (riz complet, noix) Glucides lents : pain, riz, choux Lipides de source végétale : avocat, noix, sésame, olives Fruits crus et légumes crus et cuits	Protéines animales légères sur trois repas complétées par des végétales, lentilles, crème d'amandes, lait de soja Glucides lents : pâtes, lentilles Lipides : margarine, huile, crème d'amandes et jaune d'œuf Fruits crus et légumes cuits et crus	Protéines animales : le bœuf complété par les œufs et les laitages du gratin Glucides : pain complet, châtaignes, boulghour, riz Lipides : viande, laitages, noix, noisettes, graines Fruits crus et légumes cuits et crus

MATIN			
Pain à l'épeautre et multicéréales Beurre/ brousse Crème de pruneaux, figues Fromage doux, noix	Pain grillé, riz au lait, compote, fromage frais	Pain de campagne, œuf à la coque Biscotte ou galette de riz complet, pruneaux, fromage frais	Pain complet, margarine Brousse de brebis, purée de fruits doux Crème d'amandes ou de châtaignes
À EMPORTER			
Amandes et chocolat, brioches	Quatre-quarts complet	Barre de céréales complètes	Madeleine, dattes
AVANT LE REPAS			
Poire	Orange	Pomme	Pamplemousse
MIDI			
Salade d'épinards Poisson sauvage cru Purée de pois cassés au lait de soja	Artichauts Poulet au four dégraissé (enlever la peau avant cuisson) Petits pois et champignons au jus	Poisson frais en papillote Ratatouille Fèves fraîches	Boudin ou foie Purée de pommes de terre et navets ou carottes

GOÛTER			
Yaourt et fraises fraîches et sucre complet ou miel	Biscuit complet et crème de soja Carotte	Petit suisse et banane	Tarte aux fruits cuits ou cake et carotte
DÎNER			
Quiche aux légumes Couscous Fromage (soir ou matin)	Salade d'endives (endives, noix, avocat) et quinoa Crêpes fromage-myrtilles	Salade verte ou potage vert Polenta au beaufort ou au reblochon	Poireaux ou betterave rouge Galettes de céréales Fromage doux

Samedi et dimanche, pas trop de cuisine mais un peu de plaisir et d'amusements :

PETIT DÉJEUNER	
Libre proposition : framboises, myrtilles, ananas, fromage en faisselle et crème légère	
MIDI	
Asperges ou haricots verts	Rôti, veau ou agneau cuit au four avec champignons et échalotes
Jambon à l'os, baguette de campagne, tarte alsacienne aux fruits cuits	Gratin de courge ou carottes au jus
GOÛTER	
Crêpes	Cake à la banane et aux noix
DÎNER	
Salade verte ou pissenlits, pommes de terre nouvelles avec œuf mollet ou œuf à la coque, pain au kamuth	Salade de riz complet, thon ou sardines-tomates-olives et mayonnaise légère

Pour prévenir ou lutter contre les maux courants, les maladies, les faiblesses, la fatigue, et pour renforcer votre système immunitaire

La fatigue physique est naturelle, mais il existe une autre fatigue génératrice de nervosité, d'irritabilité, qui provoque des troubles du sommeil et même, dans les cas extrêmes, la dépression. Celle-ci est due à l'excès d'occupation, c'est la fatigue nerveuse. Il est donc important de savoir se reposer ; la nuit, bien sûr, donc de se coucher tôt, selon les saisons, à heures régulières et de dormir suffisamment. Les enfants ont tous besoin de dormir et aussi les adolescents, qui sont souvent en dette de sommeil à cause des révisions, des devoirs à rendre et... des sorties ! À l'âge adulte, les besoins de sommeil peuvent être différents et varier d'un individu à l'autre, mais la règle générale est de huit heures par nuit, en moyenne. L'adulte supportera mieux les écarts, mais pas au-delà de quelques jours.

C'est au cours de la journée qu'il est important de savoir récupérer en faisant de courtes pauses. Une gymnastique intellectuelle permet de s'isoler n'importe où quelques minutes et de « faire le vide », les yeux fermés, allongé ou bien assis dans une pièce la plus calme possible, avec une musique classique. Parfois, un massage des tempes aidera à trouver cette relaxation – on peut le pratiquer soi-même –, et des étirements très doux avant le coucher commencent bien la nuit.

> *Quand j'étais au lycée, j'étais capable de m'assoupir n'importe où, quelques minutes, sur la pelouse en attendant le car, sur un banc, entre deux cours ou même en cours, la tête posée sur mes avant-bras ! Par la suite, ce qui m'a permis une grande récupération dans les courts laps de temps qui séparent deux manches de poursuite (compétition sur piste) fut, entre autres, la sieste relaxante que je pratiquais sur la table de massage, la demi-finale et la finale se suivant à une ou deux heures d'intervalle.*

Lorsqu'on se sent fatigué parce qu'on a le sentiment d'avoir commis quelque excès, il est bon de pratiquer une courte diète ou de manger un maximum de fruits non acidifiants et de légumes. Une journée peut suffire, il est important de commencer un soir et de poursuivre la journée du lendemain. Au cours de cette période, on boira beaucoup d'eau ou de jus de fruits frais. On peut parfaitement s'alimenter légèrement, par exemple uniquement de pommes crues, de carottes bio et de quartiers de citrons (avec le zeste, bon pour le foie, la vésicule et pour faciliter l'élimination) complétés par des potages de légumes, des pommes de terre vapeur ou du riz complet assaisonné d'une cuillerée d'huile d'olive comme seuls plats chauds. Vous aurez recours à cette alimentation hypotoxique, non seulement à la suite d'un excès de table, mais aussi :

1) Dans le cas d'un désordre alimentaire persistant : la « charrette de l'architecte », une commande impérative transmise sous forme d'ultimatum ou la préparation d'un examen qui vous ont fait passer plusieurs jours en vous souciant (à tort) uniquement de votre objectif professionnel et en négligeant la « bouffe ». Vous vous êtes nourri de tout et de rien.

2) Dans le cas d'une faiblesse passagère, maladie virale (grippe, gastro-entérite), épuisement physique, voire dépression (celle qui, au contraire, vous incite à consommer tout ce qui ne vous convient pas : chocolat, café, biscuits, alcools...). Votre organisme a besoin de repos et d'évacuer tout ce qui l'asphyxie et entrave ses fonctions immunitaires.

La vie dite « d'enfant » que l'on offre aux gosses est leur cadeau empoisonné :

- ➢ Finie la marche pour aller à l'école, pas assez d'exercice naturel, on utilise un véhicule à moteur même pour les petits déplacements.
- ➢ Classes surchauffées ou climatisées ou ventilées avec de l'air soufflant : autant de nids à microbes, on ne sait plus lutter contre le froid.

➢ Biscuits, goûters gras et sucrés ont remplacé la tranche de pain et le carré de chocolat.
➢ Plus ou peu de vrais repas pris en commun ; on consomme à toute heure des aliments industriels, dénaturés, hypercaloriques, gras, sucrés ou salés et nocifs qui entraînent obésité, hypercholestérolémie, diabète, hypertension, maladies cardiaques, ostéoarthrite...
➢ L'eau est peu consommée, on lui préfère les boissons excitantes et très sucrées, ce qui entraîne des glycémies sinusoïdales et une prise de poids.
➢ Les jeux de plein air ont disparu puisque les terrains de jeux ne sont plus prévus dans les plans d'urbanisme ! Les cours d'éducation physique sont même parfois supprimés !
➢ L'univers ludique de l'enfant se situe sur une chaise ou un fauteuil : jeux vidéo, console informatique et télévision sont ses égarements, ce qui entraîne une déficience visuelle et acoustique.
➢ Aucune dépense physique.

On a trop tendance à se soucier de la réussite sociale de son enfant, de son intégration future dans la société plutôt que du bon fonctionnement de son corps.
Un bel adolescent faisait la fierté des parents. C'est son diplôme ou son emploi qui fait dorénavant plaisir, ce qui se comprend, mais pensez à sa santé. Lorsque l'athlète de haut niveau est présenté comme un exemple, il est navrant de constater que l'on vante plus ses gains que ses performances dues à sa volonté et à l'exploitation optimale de son corps.
Il faut donner très tôt de saines habitudes aux enfants. À cause du fast-food, les addictions au gras, au sucre et au sel sont créées dès l'enfance ;

c'est une menace à considérer au même plan que la nicotine et les drogues douces. La réduction des efforts physiques, combinée à l'opulence, mène notre société vers l'obésité. Aux États-Unis, plus de 60 % de la population est trop grosse. La prévention vaut bien mieux que les essais que l'on fait pour guérir ; ainsi, le contrôle de son poids est bien plus efficace qu'un régime devenu obligatoire, souvent contraignant, pénible, ni provisoire, ni définitif, et pas toujours efficace. Il nécessite une grande motivation, et de toute façon, il est facile de retomber dans l'incontrôle après une perte de poids... Tout est alors à refaire. Et c'est ainsi que les systèmes hormonaux se dérèglent et qu'il y a danger !

Ces animaux que vous aimez

Les animaux qui nous entourent ont les mêmes besoins nutritionnels que nous, bipèdes aux cerveaux bien pensants, qui, justement, faisons du mal en transmettant nos détestables habitudes alimentaires aux êtres à quatre pattes qui salivent à nos pieds en nous voyant à table.

— Tiens, mon gentil chien, pour toi ce morceau de gâteau...

— À toi mon joli matou, les restes de mon café au lait...

Et que de distributions de biscuits, de carrés de chocolat, de pâte à pizza, qui s'ajoutent à la pitance quotidienne faite de croquettes sèches présentes en permanence dans sa gamelle et dégustées à volonté !

Grâce à vos élans de bonté envers les bêtes qui vous entourent et qui vous le rendent bien, d'ailleurs, on voit désormais quantité d'épagneuls obèses, de labradors bons pour les combats de sumo, de yorkshires épileptiques, de bergers allemands au train arrière paralysé par l'arthrite dégénérative. Bref, emphysème, pelage terne, yeux coulants sont les maux de ceux que l'on souhaite garder longtemps...

En arrivant en Arizona, il y a de cela quelques semaines, et après avoir donné l'accolade à notre bon ami Richard qui nous ouvrait à nouveau sa maison, j'ai posé mon regard sur son gros bâtard marron clair, Bacchus, qui bougeait la queue, manifestant son contentement en signe de bienvenue.

— Your dog is fat *(ton chien est gras).*

Le chien en question depuis notre dernier séjour, à l'automne, lorsque je m'entraînais pour Lisbonne, avait pris plusieurs pounds *(livres).*

Je suis partie avec lui me dégourdir les jambes après quatorze heures d'avion, et je me suis rendu compte que je traînais un vieux chien au bout de la laisse : il était essoufflé, ses pattes arrière « tricotaient », rhumatisantes. Bon sang ! à son âge (huit ans), cela ne pouvait pas continuer...

Je pris immédiatement les choses en main. Le lendemain :

• *Achat de produits canins de bonne qualité au supermarché diététique* health-food-center *(littéralement, centre de nourriture pour la santé).*

• *Confection d'une soupe maison pour chien, comme me l'a apprise ma mère : riz complet, morceaux de carottes, brocolis, une gousse d'ail, un peu de pain sec servi avec un peu de viande hachée fraîche (les bas morceaux).*

• *En guise de casse-croûte : de la pomme et de la carotte crue.*

— Eat it, *lui ordonnai-je (mange ça).*

• *Interdiction formelle de le nourrir en surplus et*

surtout pas au bureau lorsqu'il accompagnait son maître.

• *Une gamelle d'eau filtrée (l'eau du robinet est infestée de désinfectants) plusieurs fois par jour. (N'oubliez surtout pas de donner à boire à votre petit compagnon.)*

• *Et enfin, reprise progressive d'un léger exercice...*

Les jours ont passé... J'ai achevé là-bas cet ouvrage sous un soleil et un ciel bleu invariables. Plusieurs heures d'écriture quotidienne avec les chants des oiseaux multicolores et les cris lugubres des coyottes nocturnes. Bacchus s'affinait, courait de mieux en mieux, reprenait l'œil vif, et finies les odeurs nauséabondes qu'il avait l'habitude de répandre d'un air détaché lorsqu'il était étalé sur le tapis...

Cela marchait. Une alimentation soignée avait produit son effet !

Quelques conseils

• **Grippe.** Il faut d'abord se mettre à la diète pour reposer le foie. Il faut boire des tisanes de thym-eucalyptus avec du miel de lavande et de l'extrait de propolis. Mettez deux gouttes d'huile essentielle d'eucalyptus sur votre oreiller et sur un mouchoir que vous poserez sur le radiateur. Frottez-vous la plante des pieds avec deux gouttes d'huile essentielle de ravensara. Étendez sur votre poitrine deux gouttes d'huile essentielle de niaouli deux fois par jour.

Il faut ensuite prendre des potages dans lesquels on mettra des oignons, de l'ail, des échalotes, des carottes et du persil.

• **Coups et contusions.** Utilisez de l'arnica homéopathique et étendez sur l'hématome (autour de la plaie, le cas échéant) trois gouttes d'huile essentielle d'hélichryse italienne (Vit'all plus), les résultats sont exceptionnels.

• **Fatigue musculaire.** Prenez un bain chaud avec quatre gouttes d'huiles essentielles de lavande, de romarin et de laurier, suivi d'une douche fraîche. Pratiquez des étirements doux et prenez des acides aminés en compléments alimentaires, Complex a.a. de Vit'all plus.

• **Foie et digestion.** Faites une diète liquide et mangez du riz semi-complet ou des pommes de terre vapeur avec un artichaut cuit et une cuillerée d'huile d'olive vierge de première pression à froid. Prenez des tisanes de romarin avec une tranche de citron, des potages de céleri-fenouil. En complément prenez Chrysanthellium et Silymarine de Vit'all plus.

• **Grippe intestinale, diarrhée.** C'est l'unique moment où vous pouvez vous offrir une boisson à base de cola ! Pratiquez une diète : stop aux fruits crus, mangez des pommes de terre et carottes vapeur ou du riz semi-complet avec une cuillerée d'huile de sésame ; des myrtilles cuites, une compote de coings et pommes douces. Prenez des tisanes de camomille et thym ou origan avec cannelle, clou de girofle et extrait de propolis. En complément, prenez Propoplant de Vit'all plus.

• **Constipation.** Buvez de l'eau et mangez des pommes et des carottes crues. Pensez aux fibres, mangez du pain complet, du riz complet, des lentilles, des figues et des pruneaux trempés. En complément, prenez des ferments acidophilus et bifidus de Vit'all plus.

Il faut stimuler l'ensemble du fonctionnement foie vésicule avec de l'huile d'olive et du citron (zeste), de l'artichaut et du chardon-marie (Silymarine de Vit'all plus).

• **Sinus engorgés.** Essayez de diminuer les laitages, surtout le lait et aussi les fruits acides crus, au profit des légumes et des céréales (riz, seigle, épeautre). Cessez de fumer le cas échéant ! Nettoyez-vous les sinus tous les matins au lever avec un spray nasal à l'eau de mer que vous trouverez en pharmacie. Faites attention aux courants d'air et aux climatisations ou aux aérations intérieures susceptibles de provoquer des allergies, des refroidissements, des blocages articulaires et musculaires (torticolis, lumbagos) ; ce sont des souffleurs de microbes !

L'argile verte surfine est une substance vivante magique pour de nombreux effets.

Utilisée en cataplasme : vous la délayez à l'eau dans un bol en verre en malaxant avec une cuiller en bois et vous faites sécher au soleil jusqu'à obtenir une pâte dont vous tartinerez la plaie et l'emballerez avec un morceau de tissu. Renouvelez le cataplasme souvent, nettoyez la peau à l'eau tiède et vous serez surpris de constater les effets de l'argile : antiseptique, elle aura débarrassé votre organisme des infections cutanées, elle aura décongestionné un organe des états inflammatoires. Si vous avez une épine, un ongle pincé, une coupure due au jardinage ou au bricolage, une piqûre d'insecte, un ou plusieurs cataplasmes d'argile en viendront à bout sans problème. Et de temps en temps, mesdames, je vous recommande de vous appliquer un masque d'argile qui débarrassera votre épiderme de toutes les peaux mortes et vous « rendra une peau de jeune fille » !

- **Observez donc votre corps**, pesez-vous, mesurez-vous, estimez votre tour de taille, tâtez votre abdomen ou vos fesses ! Tout cela est plein d'instruction !

Observez aussi les corps des êtres chers, enfants, parents, conjoint(e), frères, sœurs, meilleurs amis... Si vous les aimez, une prise de poids de leur part, tout comme un amaigrissement anormal, doit vous alarmer. Une parole gentille et prévenante est parfois le coup de pouce qui fera réagir la personne ayant besoin d'être aidée et écoutée, quand on est « à l'étroit » dans sa peau ou, au contraire, que l'on flotte dans son pantalon ; boulimie ou anorexie sont le signe d'un esprit perturbé.

Sans céder à la mode, il faut se surveiller car un excès pondéral est synonyme de méforme, voire de fatigue ; l'organisme travaille trop, les articulations souffrent, on favorise les maladies cardio-vasculaires, tout comme une maigreur anormale provoque des faiblesses pulmonaires et des carences, voire des dépressions. Chacun doit être juge de son poids idéal, pesez-vous au moins une fois par semaine le matin, avant le petit déjeuner.

En vacances et les jours de congé

Sachez profiter de votre temps libre. La relaxation vous permettra d'être en meilleure forme que jamais. Essayez de pratiquer des séances de yoga ou d'étirements pour vous relâcher et effacer toutes les tensions musculaires et articulaires. Regardez peu la télévision et ne restez pas longtemps devant votre écran informatique, la nature est pleine d'inconnues qui peuvent divertir parents et enfants autrement qu'à travers tous ces jeux virtuels. Ne téléphonez pas au monde entier avec votre portable, réapprenez l'écriture qui va plus à l'essentiel et permet du recul sur les événements. Prenez des bains chauds prolongés avec quelques gouttes d'huiles essentielles de lavande et de romarin, rincez-vous sous une douche fraîche. Faites ce que vous n'avez pas l'habitude ou pas le temps de faire : promenez-vous tranquillement, évitez la trop grande chaleur et les expositions prolongées au soleil sans bouger, recherchez les endroits calmes et, pourquoi pas, faites une cure.

En vacances, le dimanche ou les jours fériés, il n'est pas bon de se lever trop tard, ce qui entraîne un décalage horaire pour l'organisme qui s'en trouve perturbé ; c'est encore le foie qui en fait les frais. Vous vous levez la bouche pâteuse et il vous faudra plusieurs heures avant d'être opérationnel. Votre jour de congé sera ainsi très mal utilisé. Je vous conseille plutôt un court assoupissement (une vingtaine de minutes), soit en fin de matinée avant de partir pour une activité (ou avant le repas), soit en fin d'après-midi au retour. Plutôt que de regarder un film jusqu'au milieu de la nuit, pourquoi ne pas regarder une vidéo en famille avant le dîner ? Si vous aimez les spectacles, essayez d'en trouver un en matinée.

Ces jours doivent favoriser un regain d'énergie, il ne faut donc pas tout compromettre, ne vous couchez pas systématiquement très tard la veille des week-ends.

Le brunch est une bonne formule, sorte de mélange entre le petit déjeuner et le déjeuner ; il sera pris en milieu de matinée. Au cours de ce brunch, on mangera des fruits cuits, des produits laitiers, du pain complet et des protéines légères. Si on prévoit une activité physique importante dans la journée (une longue marche, une sortie à vélo, plusieurs heures de ski...), il faudra de toute façon emporter une boisson (une Thermos de thé léger si le temps est froid, une eau minérale s'il fait chaud) et un fruit (pomme), un pain au lait, quelques dattes, pruneaux ou amandes, une portion de fromage.

Vous pouvez vous consacrer au sport ou à la promenade, à la visite d'un site ou d'un musée, puis un sympathique goûter suivra dans l'après-midi et, le soir, un repas léger clôturera la journée positivement.

Mon père, directeur d'une entreprise de travaux publics, n'avait jamais d'horaires précis, rentrait tard, surtout l'été, et n'avait par conséquent aucunement le temps de participer au quotidien ménager. À une ou deux exceptions près : il achetait le pain frais le dimanche matin car il partait tôt au bureau étudier le dernier dossier au calme et en revenait à l'heure du « brunch », sorte de méga petit déjeuner au cours duquel nous mangions, en plus des tartines, du jambon, de la brioche... Ce qui nous calait pour une bonne partie de la journée. Nous en profitions pour partir en balade, sous le soleil au zénith.

La veille de Noël, le 24 décembre au soir et juste avant la fermeture des magasins, le « pater » décidait une virée au gros bourg le plus proche pour y faire les courses.

Nous étions ravies de déambuler pour une fois avec notre père qui était prêt à accéder à nos envies : Maryse, ma sœur aînée, penchait pour du saumon fumé tandis que ma cadette craquait pour une énorme meringue. Et nous prenions un vacherin glacé recouvert de crème Chantilly pour maman. Dans une boutique spécialisée, mes yeux brillaient devant les produits exotiques arrivés par avion et si rares à dénicher : ananas, kiwis, mangues rehaussaient notre salade de fruits. C'était la fête ! Il suffit de pas grand-chose !...

Avant un examen

Tout comme à l'approche d'un objectif sportif, il faut que l'organisme soit le plus sain possible pour avoir les meilleures réactions (mémoire, analyse, réflexion, rapidité, clairvoyance, confiance, etc.). C'est pourquoi il faut le préparer aussi, à l'inverse de ce que font beaucoup d'étudiants, qui, de nervosité, grignotent des sucres rapides, sans prendre le temps de se concocter un repas équilibré. Il faut s'appliquer à consommer des aliments qui vont à la fois drainer et éliminer tout ce stress oxydatif et apporter les nutriments pour « tenir la distance » :

– Des céréales comme le riz, le couscous, les pâtes, qui contiennent des vitamines B1, B2 et du magnésium et ne provoquent pas les à-coups des sucreries, successions d'euphorie et de baisse de moral.

– Quelques protéines qui contiennent acide folique et fer, pour renforcer le système immunitaire, et pour ne pas tomber malade, des œufs, du poisson, des lentilles, de la viande.

– Des fruits et des légumes frais pour les vitamines antistress (A, C) et des fibres.

– Beaucoup de boissons, mais surtout de l'eau, des potages, des jus de légumes, au lieu du café que l'on remplacera par du thé vert ou des tisanes de thym, de romarin ou d'oranger.

– Et, en compléments, des huiles vierges, germe de blé, graine de courge (zinc) et levure de bière (chrome).

Tout cela vous évitera ces vilains boutons avant vos temps forts au lycée ou en faculté !

Aérez la pièce où vous travaillez et aérez-vous vous-même ; un peu d'exercice physique chaque jour améliorera votre circulation sanguine et cérébrale.

L'étudiant doit penser à emporter dans son porte-documents de quoi supporter la « pression » de l'examen : une ou deux minutes « perdues » à boire quelques gorgées d'eau et à croquer une barre de céréales complètes lui feront peut-être « remporter » le concours ou la bonne note !

Quelques compléments alimentaires

FEMMES, ADOLESCENTS ET ENFANTS

1. Pour la solidité de l'ossature et la croissance : calcium, magnésium, zinc, bore, vitamines D et K contenus dans Multi-minéraux à croquer pour les enfants et Ostéoprévent de Vit'all plus.
Pour la production et le maintien de la masse osseuse : Ipriflavone (se trouve dans l'alfalfa).

2. Pour renforcer l'immunité et combattre les virus : vitamines A, C, E et zinc, sélénium, echinacea, vitamine B, chardon-marie (Silymarine), *Cat's Claw* contenus dans l'immunergie Vit'all plus en ajoutant Silymarine et Propoplant.

3. Pour minimiser l'anxiété : valériane, camomille, passiflore, millepertuis (St John's Wort) contenus dans le Complex-relax Vit'all plus. Mettre deux gouttes d'huile essentielle de lavande sur le plexus solaire et sur l'oreiller avant de se coucher.

4. Contre la fatigue ou le surcroît d'activités (examen, sport, travail) : faire une cure de quinze à trente jours de Complex-relax et Longoform Vit'all plus. Prendre des bains chauds avec plusieurs gouttes d'huile essentielle de lavande suivis d'une douche fraîche.

5. Contre les problèmes de poids et de glycémie : chromium, magnésium, zinc, Oméga 6, Oméga 3, garcinia cambodgia, acide lipoïque contenus dans Lipodraine et Oméga 3 végétaux Vit'all plus.

HOMMES

1. Cheveux blancs : très bons résultats avec Paba de Vit'all plus.
2. Prévention des problèmes prostatiques : graine de courge, zinc, sabal contenus dans prostactine de Vit'all plus.
Lycopène (tomate) de Vit'all plus.
3. Articulations et tendons douloureux : besoin de chondroïtine et de glucosamine contenus dans Chondroglucosamine de Vit'all plus. Étendre quelques gouttes d'eucalyptus citriodora sur l'articulation ou d'hélichryse italienne de Vit'all plus deux fois deux gouttes, deux fois par jour.
4. Mal de dos : étendre sur l'endroit douloureux deux gouttes d'huile essentielle de laurier.

Chapitre 7

Les activités physiques, le sport

« Le corbeau et le pistard », fable

Maître Corbeau, aux abords de la piste perché,
tenait en son bec une noix.
Jeanne Longo, du danger alertée,
lui tint à peu près ce langage :
« Hé ! Monsieur du Corbeau ! Pour votre fruit, je vous prie,
un autre terrain que ce béton choisissez,
car alors, sans crainte je pourrai
pédaler et sprinter, sans pour cela sur une de ces coquilles
manquer percer... »
Sur ce, l'oiseau de jais pris son envol, provocant, et,
de toute sa hauteur, l'oléagineux lâcha qui
au sol en claquant s'éclata.
Prise de rage, la cycliste freina et,
du volatile se moquant, dégusta le fruit sous son bec...
La morale, immorale de cette histoire :
Pas malin celui qui croit et croasse que, à coup sûr,
De sa récolte il va bénéficier !...

À propos de l'exercice physique

Il est grand temps de vous pencher sur vos problèmes physiques !

1. Jamais de prévention. On entend trop souvent dire : « Il faut bien qu'il soit malade ! » Puis on va chez le médecin.
2. « Je ne peux pas avaler cela » : on imprègne ses enfants de ses propres goûts. On ne fait aucun effort pour modifier les comportements alimentaires.
3. « Je n'ai pas le temps de cuisiner », prétend-on souvent : ce n'est pas forcément long et puis, cela peut être un loisir, on a de plus en plus de temps libre.
4. Pas le temps de faire les courses : il faut s'organiser... planifier un minimum son temps en dehors de ses heures de travail.

Si l'on n'a pas ou que peu l'occasion de pratiquer un sport régulièrement, il faut penser systématiquement à monter les étages à pied au lieu de prendre l'ascenseur ou l'escalator, à garer son véhicule un peu plus loin pour se donner une occasion de faire quelques pas. S'aérer doit être la première pratique sportive.

À nouveau (il est parfois bon de répéter les choses), je vous invite à la pratique sportive, que vous soyez adulte, adolescent ou enfant.

Les petits

Grâce à l'exercice, ils peuvent se défouler, prendre l'air et, par le biais du jeu, ils développent l'initiative, la coordination, l'ambition (qui n'est pas un défaut lorsqu'elle est honnête), le sens de la camaraderie, en criant, courant, sautant, nageant, et en renforçant leur corps.

Si votre enfant est un mordu du sport et s'il souhaite le pratiquer davantage, vous pouvez l'inscrire dans un club local de la discipline de son choix où il trouvera des moniteurs et des copains. Il aura à suivre des entraînements dirigés, ce qui n'est pas un mal, mais cela vous créera des obligations pour l'y emmener et aller le chercher. Organisez des covoiturages avec les amis et les voisins.

Votre enfant peut s'être trompé sur ce qu'il croyait apprécier dans telle ou telle activité ; mais si, trop vite, il déclare ne plus vouloir aller à la gym pour essayer le tennis, méfiez-vous car cela n'est souvent que la manifestation d'un refus devant les premières difficultés rencontrées, les contraintes de l'entraînement, etc.

Le phénomène est d'ailleurs le même pour le jeune qui passe du piano à la clarinette ou pour la future danseuse étoile qui arrête les cours au bout de deux mois d'essai. Il faut comprendre que la constance mène au progrès et à la satisfaction. Le plaisir de la pratique sportive (ou musicale) n'est pas toujours immédiat ; car, sans un certain avancement, les efforts fournis semblent vains, le geste sportif est gauche et sans rendement. Persévérez...

Les adultes

Si la discipline vous séduit, optez sans tarder pour un bon matériel qui vous permettra justement de progresser, d'aller plus vite ou de mieux jouer.

Si les hommes font souvent le pas vers l'achat technique, les femmes, quant à elles, ont de malheureux vélos à cinq vitesses et courent en baskets ordinaires aux semelles tout à fait moyennes. Mesdames, un équipement sportif vaut bien un tailleur ou une jolie robe !

De même, une partie de tennis, un cours en salle de gymnastique, une heure de course à pied peuvent, sans complexes ni remords, prendre place dans votre emploi du temps, parmi les rendez-vous de travail. Un minimum d'exercice physique est vital, autant que le sommeil et l'alimentation.

Il n'est pas nécessaire de pratiquer un sport pour faire de l'exercice :

Partir glaner les noix et les châtaignes à l'automne, cueillir les primevères au printemps, ou encore ramasser les premiers pissenlits sont des façons de prendre l'air et de marcher.

Couper le bois pour la cheminée, rassembler les feuilles mortes, bêcher et jardiner, si vous n'êtes pas trop statique (attention au mal de dos), sont des activités saines et naturelles.

Les plus simples moyens de se dépenser sont, hélas, rarement habituels, tellement notre société automatisée et mécanisée nous ôte tout réflexe de maintien corporel : on ne monte plus les escaliers, on prend toujours l'ascenseur, même pour un étage, on se rend d'une boutique à l'autre en voiture, on ne va même plus voir un collègue de travail puisqu'on peut si facilement lui téléphoner ou lui envoyer une e-mail d'un bureau à l'autre ! Les tâches ménagères sont facilitées par une « tonne » d'appareils, de la machine à laver (formidable !) jusqu'à l'ouvre-boîtes électrique (utile pour les grand-mamans, mais pas forcément pour nous !), on ne se baisse plus, on ne bouge plus, on ne force plus...

Pensez à ces petits efforts quotidiens qui font brûler quelques calories et qui dérouillent votre corps et vous essoufflent parfois...

Les instances médicales sont unanimes pour reconnaître l'importance de la pratique sportive, notamment pour la prévention des maladies cardio-vasculaires.

Encore faut-il s'accorder sur le niveau d'activité physique indispensable, surtout lorsqu'on prend en compte la vie sédentaire de la plupart des gens.

Pour pratiquer un sport et pour rester en bonne santé, tout exercice convient, pourvu qu'on sollicite suffisamment l'organisme.

EXERCICE À FAIRE QUATRE JOURS PAR SEMAINE

Sport	Exercice nécessaire à l'entretien de sa forme
Marche	8 km
Course	7,5 km
Tennis	1 heure
Vélo	1 heure

La diététique et le sportif

Un jour que nous faisions escale à Dallas, mes fidèles et excellents amis texans qui n'hésitent pas à se déplacer sur mes compétitions pour m'encourager, fussent-elles à l'ouest, à l'est ou au nord, de l'Oregon ou à Atlanta pour les JO de 1996, m'attendaient à la descente de l'avion. Après les embrassades, les éclats de voix et les rires, Fred exhiba fièrement un gros sac noir flanqué des anneaux olympiques et de mon nom.

— Gini, it's for you...

Il s'agissait d'un sac mou, synthétique, comme gonflé d'air, entièrement doublé d'une protection isotherme pour y transporter ma nourriture !

En effet, Jacquie m'expliqua que, grâce à ce conteneur portatif, je pourrais avoir mes produits bio avec moi partout et en toutes circonstances, même dans l'avion ! Quelle que soit la nature de mes déplacements, sportifs ou professionnels, à proximité ou plus éloignés, je prépare toujours de quoi assouvir une petite faim, cela m'évite d'être prise au dépourvu en pleine crise d'hypoglycémie, et de devoir alors me jeter sur des aliments caloriques et nutritionnellement vides.

Quand je pars pour une destination inconnue en matière alimentaire, je me demande toujours : où manger ? quand ? quoi ? comment ? Y a-t-il des magasins de produits bio ? Je me fais mon paquetage bio : un pain complet ou de blé germé, une botte de carottes, quelques pommes, un flacon d'huile d'olive, du sel marin, 500 g de couscous complet, un paquet de riz complet, un sachet de potage instantané, des noix, amandes, dattes, figues, un pot de purée de myrtilles, un citron, de la levure de bière et du germe de blé en flocons, du thé yunnan puerh et darjeeling pour Patrice, sans oublier ma bouilloire électrique, des tasses Thermos et un récipient hermétique. Une fois sur place, mes entraînements sur des routes campagnardes me font rapidement découvrir une ferme autour de laquelle picorent des poules en plein champ. Un bonjour amical fait le reste et quelques pièces sont laissées en échange d'œufs tout frais que je rapporte dans les poches de mon maillot de vélo.

À l'hôtel, je m'organise. Dans la salle de bains, je branche la bouilloire, je fais gonfler mon couscous dans le récipient que je recouvre après avoir versé l'eau bouillante. Je cuis mon œuf dans la même bouilloire, je croque fruits et légumes, graines et oléagineux. J'ai même trouvé la combine pour cuisiner le riz complet à l'étouffée, avec la résistance plate d'une cafetière électrique souvent mise à la disposition des hôtes dans les chambres (comptez trois heures).

Ainsi avons-nous déjeuné et dîné dans des dizaines de chambres d'hôtels, de pièces aménagées avant une compétition, ou dans la voiture, avec des aliments de qualité, offrant, si ce n'est la gastronomie, du moins de bons nutriments, préférables à certains menus de restaurants aux termes ronflants mais sans vie...

UN SPORTIF DOIT MANGER CHAQUE JOUR

2 portions de fruits crus, un légume cru et deux légumes cuits.	Glucides, vitamines A, B, C, sels minéraux, fibres.
4 portions de céréales : pain, céréales cuites, céréales transformées (cake, biscuit, barre).	Glucides, sels minéraux, vitamine B, glucides, protéines végétales, fibres.
2 à 3 portions de produits laitiers : fromage, yaourt, fromage blanc, fromage râpé.	Vitamines A, B, D, calcium, phosphore.
2 portions de protéines : viande, volaille, poisson, œuf, jambon, lentilles, soja.	Fer, oligo-éléments, vitamines A, B, phosphore.

Deux aspects du régime sportif doivent être observés :

– la quantité que l'on analysera sous l'aspect de calories ingérées dans la journée ;

– la qualité qui correspond à l'équilibre entre glucides, lipides, protides, l'eau et les autres composants décrits dans le chapitre 1.

Un sportif ne doit jamais être pris au dépourvu. Barcelone 1992 : la mégapole espagnole accueille les jeux Olympiques et, pour la première fois, les femmes dans l'épreuve de poursuite. L'objectif de cette épreuve sur piste m'avait engagée à reprendre la compétition et, très motivée, je m'étais alors entraînée durement pour gagner. Une pénible procédure judiciaire engagée contre la fédération cette année-là pour la persuader de me laisser utiliser le matériel de mon choix, et non celui qu'elle m'imposait, m'avait considérablement affaiblie psychologiquement et j'avais les nerfs à fleur de peau[1]*. Renforcée cependant par l'intensité de mes exercices, je remportai la médaille d'argent sur route, croyant d'ailleurs franchir la ligne d'arrivée en vainqueur, car personne, dans le peloton, n'avait prêté attention à l'échappée de cette petite Australienne inconnue qui s'était fondue parmi les compétitrices doublées sur le circuit.*

Quelques jours plus tard se déroula le match de poursuite. Je partais m'échauffer à travers Barcelone et subissais, à l'heure des sorties de bureau, une pollution qui m'affectait ; j'en avais presque la nausée, d'autant que mon estomac n'était pas très rempli. Les trois kilomètres sont courus à une allure intense et la digestion doit être, évidemment, totalement achevée pour que l'activation sanguine soit mobilisée par les muscles.

À ce propos, on supporte d'autant plus mal les pollutions (gaz d'échappement, fumée de cigarette, peinture) que l'on manque de nourriture, car le mauvais air respiré par les bronches passera très rapidement dans l'estomac, le sang puis le foie, puisque les barrages des processus digestifs ne le ralentissent pas. C'est ce qui donne cette sensation de nausée.

1. Grâce à mon ami, l'excellent avocat maître Soulier, j'ai pu enclencher mes chaussures dans les pédales à la technologie la plus performante.

J'accédai aux quarts de finale après une manche qualitative acceptable, mais je ne me sentais pas puissante. Ma musculature manquait assurément de glycogène. De plus, j'allais rencontrer deux heures plus tard, pour la énième fois de ma carrière, l'Américaine Rebecca Twigg, qui cumulait cinq titres mondiaux dans cette discipline, et contre qui j'ai connu des finales mémorables. Elle m'avait souvent battue mais j'avais pris le dessus à Colorado Springs, six ans auparavant, où je lui avais soufflé le titre à domicile, créditée d'un temps de record du monde.

Bref, cette fille me complexait un peu et cela s'ajoutait à ma tension. Il me fallait du sucre rapide pour courir les quarts de finale qui auraient lieu très bientôt. J'allai voir le kinésithérapeute de service, que je ne connaissais pas. Il faut savoir que, durant les JO, la fidèle équipe qui m'assiste dans tous les grands événements n'est pas forcément à mes côtés ; Jean, le mécanicien, Danièle ou Pierre, les masseurs, peuvent être affectés sur d'autres sites ; quant à Patrice, que de difficultés pour l'avoir auprès de moi tous les quatre ans ! Son accréditation olympique n'est jamais prévue ! Pour Atlanta, où je devins championne olympique sur route, une olympiade plus tard, il me fallut obtenir le laissez-passer grâce à une « petite » intervention présidentielle !

Bref, j'étais donc en quête de quelques glucides rapidement assimilables, pâte de fruits ou gel énergétique. Le soigneur fit la moue pour me dire qu'il ne pensait pas avoir grand-chose qui puisse me satisfaire. Ouvrant sa mallette à demi, précautionneusement, sans que je puisse y fourrer mon nez, il inspecta sommairement son contenu de bandages et autres... puis la referma d'un coup : « Je n'ai rien », me lança-t-il. Le choc, quoi !

J'avais les mains froides, le stress m'envahissait. Patrice me plaça sur la ligne de départ et saisit mes doigts raides pour me transmettre un peu de cette énergie qui m'avait quittée... J'effectuai les douze tours à l'arrachée, portée en bec de selle pour tenter de mieux pousser le braquet. Je ne m'étais encore jamais fait sortir en quarts de finale : ce fut ce jour-là, pour quelques centièmes de seconde. Depuis, j'ai toujours dans le sac qui m'accompagne au départ : la pommade chauffante et le gant de toilette avec le tee-shirt de rechange et le col roulé, en cas de baisse de température, de quoi subvenir à une petite faim et pallier une baisse de glycémie subite, des biscuits fourrés à la figue, aux pruneaux ou aux fruits rouges, dattes, gel, et un mini-sandwich au pain de mie accompagné d'une pomme, à manger après l'arrivée. Sans oublier ma bouteille d'eau, bien sûr, qui reste ma propriété exclusive. N'échangez jamais vos boissons !

La cigale ne doit pas se trouver prise au dépourvu si elle ne veut pas déchanter par la suite !

Qu'emporter dans son sac de sport ?

- Un sous-vêtement de rechange à enfiler dès la fin des efforts, à l'entraînement comme en compétition (ma grand-mère avait pour habitude de soulever mon pull-over lorsque je revenais de l'extérieur en courant, pour plaquer sa main contre mon dos humide, et de m'ordonner de me changer sur-le-champ. Ma petite laine finissait au-dessus du fourneau à charbon qui marchait nuit et jour, été comme hiver).
- Un haut et un bas de survêtement si l'air se rafraîchit.

• Un vêtement de pluie (à part en Arizona !).
• Un gant de toilette et une petite bouteille de lotion. Je confectionne moi-même dans un flacon souple un mélange d'eau filtrée additionnée de quelques gouttes de gel-douche aux huiles essentielles naturelles ; cela me permet un premier décrassage rapide en toutes circonstances. Il n'y a pas toujours des douches à disposition.
• Une serviette de toilette.
• Un baume de massage pour les muscles. Là encore, j'ai mon truc : huile de noisette additionnée de quelques gouttes d'Hélychrise, laurier et eucalyptus citronné.
• Une crème protectrice pour le visage.
• Des épingles pour accrocher le dossard.
• Un mini nécessaire à couture (il y a toujours, comme par hasard une couture ou un bouton qui vous lâche au dernier moment) !
• Un couteau suisse (c'est vraiment utile) !
• Une bouteille d'eau, un bidon avec du Maldex (Vit'all plus).
• Une barre énergétique aux céréales.
• Une pâte de fruits ou d'amandes ou des fruits séchés (dattes, pruneaux, raisins, amandes).
• Une pomme (une banane pour les enfants et ceux qui consomment les calories).
• Une madeleine ou une part de cake ou un pain au lait.
... Et quelques euros...

La calorie est une unité de mesure énergétique dont la notion est contestée par certains nutritionnistes. Cependant, elle permet d'observer facilement plusieurs notions essentielles :

Pour produire une énergie de 100 calories, vous devez consommer :
Glucides : 25 g
Lipides : 225 g
Protides : 360 g

La base est constituée par les sucres (glucides), les réserves sont faites de lipides riches en vitamines, alors que les protéines musculaires, détruites au cours d'un effort sportif, seront remplacées par l'ingestion de protides de bonne qualité, d'origine végétale ou animale, consommés modérément car leur purine provoque un excès d'urée difficilement éliminée par les reins.

TABLEAU DE CALORIES ÉTABLI POUR 150 g D'ALIMENTS

Veau	252
Bœuf	375
Côte d'agneau	500
Lapin	200
Poulet	225
Canard	300
Jambon cuit	480
Sole	110
Bar ou loup	138
Saumon	175
Thon à l'huile	420
Lait écrémé	60
Lait entier	130
Yaourt	130
Fromage blanc	180

Comté ou gruyère	570
Camembert	480
Riz complet	175
Pain de seigle	360
Pain blanc	375
Endives, tomates, haricots verts	33
Pommes de terre vapeur	125
Pommes de terre frites	600
Carottes crues	62
Carottes cuites, épinards, brocolis	50
Petits pois, salsifis	115
Soja	230
Haricots secs, lentilles, pois cassés	500
Chocolat	750
Ananas, pêche, pomme	78
Cassis, kiwi, poire, prune, mangue, brugnon	90
Litchi, pêche au sirop, cerise	110
Figue fraîche, raisin, banane	125
Avocat	312
Abricot sec, figue séchée	410
Pruneau, banane séchée	435
Datte	465
Beurre	1 110
Huile d'arachide	1 350
Huile d'olive	1 350

Remarque : tout ce qui est gras est calorique, les viandes, les frites (l'huile contient 9 calories par gramme) ; et tout ce qui est concentré en sucre l'est également (fruits séchés, apéritifs...).

CALORIES POUR 15 CL DE BOISSON

Vin	90
Bière	60
Jus d'ananas	90
Soda, limonade, coca	85
Whisky, rhum, alcools	400

Pour savoir si un sportif consomme la bonne quantité d'aliments :

Un sportif brûle plus ou moins de calories selon le temps d'effort, la température extérieure ou l'hygrométrie de l'endroit où il aura exercé son entraînement ou fait sa compétition.

Dans la journée, il doit sélectionner ses aliments selon la répartition suivante :

Glucides	60 %
Lipides	25 %
Protéines	15 %
Calcium	À travers les laitages et les amandes
Magnésium, potassium	À travers les fruits secs et les légumes
Fibres, vitamines	À travers les fruits et les légumes verts, légumineuses, céréales complètes
Hydratation	Eaux ou boissons naturelles

Ma réputation d'« asociable » incapable de s'intégrer à un groupe résulte de ma manière de m'alimenter et de mon hygiène de vie. Combien de fois ai-je dû subir les regards goguenards et les railleries ridicules de la part de certains entraîneurs, dirigeants ou coureurs professionnels, lors de repas pris en commun aux championnats du monde ? J'arrivais avec mon sac en toile en bandoulière, m'asseyais à une place à l'écart pour en déballer tranquillement le contenu : pain complet au levain, levure de bière, germe de blé, huiles vierges polyinsaturées, etc., le plus discrètement possible, je passais le sas de séparation entre la salle à manger et les fourneaux pour demander les pommes de terre et les carottes cuites à la vapeur, que j'avais pris le soin d'apporter au cuisinier à une heure creuse.

Parfois, je fuis les salles communes pour ne pas subir les sévices des tabagistes, leur fumée m'encrasse les bronches en moins de temps qu'il ne m'en faut pour localiser les responsables. À l'approche des compétitions, rien ne sert de se préparer minutieusement si, à cause des autres, on fait travailler son foie et si les sinus s'emplissent.

Au Portugal, dans le grand hôtel d'Astoril où nous étions tous rassemblés lors des Mondiaux 2001, les kinés de l'équipe de France avaient établi des menus pour la semaine afin d'orienter les chefs cuisiniers vers nos besoins spécifiques.

Or, au bout de quelques jours de régime pâtes/riz, riz/pâtes avec poisson huileux ou viande blanche, suivis de gâteaux au chocolat, je finis par interpeller les décideurs :

— Enfin, pourquoi n'avons-nous jamais de patates, jamais de viande rouge ou de poissons en papillote ? Et pourquoi ce gâteau au chocolat indigeste ? demandai-je.

— On avait pourtant demandé, on va voir s'ils peuvent changer..., me répondit-on.

On bredouille un peu : je les ennuie avec mes questions futiles de « bouffe ».

— Moi, je sais qu'ils ont des jolies pommes de terre nouvelles, je les ai vues en remise, et ils savent bien faire le poisson au four, ils en préparaient hier à midi pour un mariage.

Et le soir... les patates étaient là et le poisson aussi.

Toute l'équipe fut ravie, tout fut mangé avec plaisir et nous finîmes le séjour avec des tartes aux fruits au dessert.

Chaque matin, les gentilles serveuses me réservaient, à ma demande, quelques tranches de pain de seigle dans une panière pour remplacer les petits pains blancs, certes assez bons mais peu consistants.

Voilà comment cette façon un peu particulière de me comporter à table a participé à mon exclusion – sachant que mon entraînement et mon approche des compétitions sont tout aussi distinctifs.

Que manger avant une compétition ? Quand manger ?

Lorsque le but est de constituer des réserves importantes de glycogène (le carburant du muscle) qu'il pourra brûler le jour de la compétition, le sportif peut éventuellement adopter le **régime scandinave.** Celui-ci est basé sur le principe selon lequel on épuise dans un premier temps ses réserves de glycogène, pour les reconstituer dans un second temps à un taux supérieur à la normale. La résistance musculaire s'en trouvera accrue.

Ce régime n'est pas sans risque, car la première phase peut être mal supportée ; je ne le conseille pas. En

1983, avant les championnats du monde qui se déroulaient en Suisse, j'ai essayé cette méthode pendant la semaine précédant l'épreuve sur route du samedi. Au début, je me suis alimentée de façon très protéinée avec des graisses (œufs, viandes, poissons, laitages, avocats), puis, les derniers jours, je me suis contentée de pâtes, céréales et fruits... Cela ne m'a pas du tout convenu car la première partie de ce régime fournit trop de toxines (j'avais même quelques boutons !).

Au cours des trois premiers jours, on cherche à épuiser les réserves de glycogène :

Alimentation à 90 % de lipides et protéines (viande, poissons, œufs, fromages, matières grasses)
Entraînement sportif à 75 % de la VO2max pour épuiser les réserves
Boisson importante (essentiellement eau)

Les trois jours suivants, on reconstitue ces réserves :

Entraînement sportif léger à 25 % de la VO2max
Régime à 90 % de glucides (sucres lents : pâtes de farine complète, riz complet, etc.)

L'avant-dernier repas, destiné à maintenir les réserves glycogéniques, à prévenir les troubles hydro-électrolytiques résultant de l'épreuve et l'acidose métabolique induite par la compétition, se composera traditionnellement de pâtes ; ce sera la « spaghettis-partie » d'avant-compétition.

La nutrition du sportif demande quelques réflexions :

• Il doit en effet à la fois se nourrir pour encaisser la demande énergétique et produire des efforts, mais aussi éliminer du mieux possible les toxines et l'acidité créée par les fonctions physiologiques, comme la respiration, la circulation et les contractions musculaires, etc.

- Il préparera donc son organisme avant l'effort, en le « nettoyant » au préalable (quelques jours de nutrition « très propre » qui produisent peu de déchets : céréales, légumes, poissons frais, œufs à la coque, graines germées).
- Il prendra des réserves avant les efforts : la veille ou plusieurs heures avant (huit à douze heures), il consommera des protéines animales, sources de fer, de vitamine B12 et d'acides aminés. Et, plus près du match, de la compétition, du tournoi, trois à cinq heures avant, selon la durée de l'épreuve (trois heures pour une épreuve longue, cinq heures pour une épreuve très courte), il consommera des sucres lents tels que pâtes, riz, couscous ou pommes de terre, accompagnés de protéines légères en petite quantité : fromage frais, jambon maigre et un peu de lipides (huile d'olive), germe de blé en paillettes et levure de bière et quelques sucres rapides, compotes, cake, gâteau de semoule.

Remarque : je vous rappelle que les aliments complets sont plus longs à digérer, les semi-complets le sont un peu moins et les raffinés encore moins. Plus les pâtes, le riz, les pommes de terre sont cuits, plus ils sont assimilés rapidement. Il faut donc augmenter le temps de cuisson. Les temps d'assimilation varient suivant les sucres lents ingurgités : pour les pâtes, environ cinq heures sont nécessaires ; pour les céréales, le riz, le blé, le millet, il faut environ quatre heures ; pour le couscous précuit, environ trois heures et demie, et les pommes de terre cuites à l'eau, trois heures.

N.B. Le sportif, avant une compétition, ne doit pas faire un gros repas, il est préférable de manger régulièrement, et de prendre une boisson énergétique. Pendant les trois heures qui précèdent la compétition, il boira une boisson de style Maldex, c'est-à-dire contenant de la malto-dextrine, un sucre à assimilation semi-lente, et mangera quelques encas – madeleine, datte – en salivant et en mâchant consciencieusement.

Au cours des vingt dernières minutes, il pourra manger de très petites portions de sucres rapides (glucose, dextrose, lévulose) et boire une boisson mi-glucose, mi-Maldex, ainsi que pendant l'épreuve.

Après la compétition, il boira un peu d'eau alcalinisante, Vichy ou Badoit, et beaucoup d'eau minéralisée.

Dans l'heure qui suit l'effort, il pourra manger deux ou trois fruits et légumes (pomme, carotte) qui lui apporteront des sucres et des minéraux pour commencer à combler les pertes. Le menu suivant se composera de soupe de légumes, de poissons, de sucres lents, un peu de fromage, pas d'alcool. Ensuite, une tisane reminéralisante et d'élimination (prêle, frêne). L'exemple de la troisième mi-temps n'est pas bon à suivre ! L'organisme doit pouvoir se reposer et récupérer.

Anémie, hypoglycémie encore :
où il est question de nourriture
en rapport avec mes performances

Cette fois, je vous emmène sur la place Rouge, à Moscou, pour vous raconter comment, en quelques heures, on peut connaître des déficiences nutritionnelles. Je venais de connaître des heures glorieuses en cette fin de saison 1989, couronnée par un triple succès aux championnats du monde qui se déroulaient en France, victoire à Chambéry sur route et deux médailles d'or sur le vélodrome lyonnais. Je roulais quelques semaines plus tard à Mexico pour établir un nouveau record du monde de l'heure, le

1er octobre. Poussés par ce vent de réussite, nous décidions de tester ma forme en URSS sur la magnifique piste olympique couverte moscovite. Le record de l'heure indoor *était notre projet. Nous n'étions que trois : notre ami Pierre (qui organisa le premier Tour féminin en 1992 avec nos conseils), Patrice et moi. Comme il est difficile de tout mettre en place dans un pays où la langue et les comportements sont autant de barrières, des échanges entre les deux fédérations française et russe nous ont ouvert l'accès à la Maison des sports, lieu d'hébergement des athlètes d'État, ainsi qu'à la halle couverte, pour mes entraînements. Dans ce grand immeuble en béton du centre-ville, notre chambre à lits jumeaux offrait peu de place et le robinet capricieux crachait de l'eau chaude de façon très aléatoire ! Il suffisait de le tourner au bon moment, à l'heure H et au jour J !*

Mais le confort n'était pas mon souci. Mon estomac devenait tyrannique, la cafétéria n'offrait rien qui puisse le remplir correctement. Emmitouflée, encapuchonnée, je me lançai à vives enjambées dans les rues environnantes, me fondant parmi les femmes aux têtes couvertes d'un fichu coloré. J'aperçus bientôt une boulangerie et achetai pour quelques roubles un pain noir et tassé, puis je me dirigeai vers un préau où il me sembla que l'on vendait du poisson. Je fis la queue, regardai, estimai, comparai... Cela ne m'emballait pas ! Je revins donc au centre et tentai, à midi, de goûter un plat, en repoussant tant bien que mal la sauce qui cachait son contenu, son goût et sa composition. Trois jours passés ainsi à m'entraîner au froid (je faisais un peu de route quand le temps le permettait) et à préparer ma course me vidaient de mes forces... Patrice et Pierre partirent donc à la recherche de substances nutritives pendant que je me reposais l'après-midi. Ils revinrent quelques heures plus tard, fiers et contents de leur virée ; un chauffeur de taxi les avait conduits jusqu'à un magasin pour « privilégiés » où tout se payait en devises fortes et carte bancaire uniquement. Là, ils m'avaient acheté un beau steak et quelques denrées communes : riz, pâtes, biscuits... Ensuite, je dus négocier et persuader l'intendant de passer tout ça à la casserole. Protéines et glucides me ravivèrent très rapidement et, le lendemain, j'effectuai ma tentative qui, sans avoir donné un résultat formidable (l'inclinaison trop forte de la piste ne m'était pas favorable), me fit tout de même inscrire sur la plaquette des records du monde...

En 1998, à Manchester le cas de figure est quasi identique : après un entraînement de plusieurs semaines sur le vélodrome de Mexico, je suis partie m'essayer en Angleterre, à basse altitude, sur un vélodrome couvert en bois, de réputation très rapide.

Là, Patrice et moi étions seuls. Nous nous sommes installés dans un Bed & Breakfast (chambre d'hôtes) *campagnard pour être au calme dans la verdure. Et nous l'étions ! Recroquevillée toute la nuit dans la grande chambre glacée que la fermière nous avait attribuée, je me pelotonnais contre Patrice et coinçais mes pieds sous cette bouillotte grandeur d'homme !*

Le matin, sous un fort crachin, Patrice s'éloigna en voiture, à travers la campagne boueuse, pour aller cueillir à l'avion Jean-Pierre, entraîneur et ami qui a fait partie plusieurs fois des aventures mexicaines. Spécialiste des records en altitude, il est coauteur, avec mon mari et moi-même, d'un livre sur l'entraînement, Performances et records. *Je me sentais plutôt en forme après mon séjour à*

Mexico, ville située à 2 200 m d'altitude. Mais cette forme est très fragile. Je demandai à la propriétaire, paysanne un peu bourrue mais brave, de m'accorder un coin de fourneau pour préparer mon repas d'avant compétition : œuf à la coque et pâtes semi-complètes. Elle maugréa un peu et me fit comprendre que je n'étais pas la bienvenue au milieu de ses casseroles. Me faisant petite et discrète, je cuisinai rapidement alors que tout le monde arrivait de l'aéroport. Jean-Pierre et sa femme sont venus me supporter dans de multiples occasions.

En bout de table, dans un coin du séjour, nous mangions des pâtes pas suffisamment cuites, sans appétit. J'étais tendue... Échauffements... tours de piste... La température du vélodrome était trop basse. Nous l'avions commandée à 21/22 °C, il devait faire à peine 19 °C (nous payions pour les heures de chauffage, pour l'utilisation de la piste, pour la présence des officiels et pour le contrôle médical). Je suis partie vite, très vite, mais mon allure est rapidement tombée. J'étais complètement en hypoglycémie. Pour preuve, après que Patrice m'eut fait arrêter car je n'étais assurément plus dans un temps de record, mes lèvres viraient au bleu violet alors que je cachais mal mon dépit et ma tristesse sur la chaise mise à ma disposition.

Et pour finir dans la série des baisses de glycogène, j'ai sûrement raté mon sprint aux championnats du monde sur route à Lisbonne en 2001 parce que je manquais de vigilance. Un cerveau mal alimenté en sucres en fin de course manque de rapidité dans les prises de décision : une vitesse pas enclenchée au bon moment, une fraction de seconde trop tard... et le titre m'échappa !

Si votre enfant pratique un sport

C'est bien et c'est sain. La solidarité dans un sport d'équipe, la volonté qui se forge, l'amitié renforcée dans le jeu, la joie de la victoire et l'offense ou la vexation causées par un échec, la difficulté dans l'effort, la maîtrise de soi en compétition et l'organisation de son emploi du temps... Des expériences, des sentiments et des sensations qu'il n'a pas forcément l'occasion de ressentir à l'école.

Autant je pense qu'en matière de sport un touche-à-tout sans constance manque d'application et de détermination, autant je plaiderais pour la prudence devant une spécialisation à outrance prématurée.

Si l'enfant doit « s'accrocher » dans la discipline prioritaire de son choix, sans baisser pavillon à la première houle, il doit pouvoir aussi façonner son corps avec une pluridisciplinarité annexe. C'est durant les vacances qu'il aura le plus de temps pour jouer et se tester dans de nouveaux sports.

L'enfant sportif est donc à aider et à surveiller, principalement pour la programmation de ses activités, sa façon de s'organiser avec les heures de cours et de devoirs, les entraînements, les compétitions ; mais il faut aussi lui apporter des réponses quant aux modifications physiologiques qu'il constatera, sur sa taille, son poids, sa fatigue, sa musculature. L'adolescent en pleine croissance connaît la fatigue causée par sa mutation corporelle, ses articulations sont fragiles, son ossature est encore temporairement souple. La pratique sportive, si elle est bien menée, favorise son développement.

Si le sport choisi le fait travailler de façon dissymétrique – comme le tennis ou le golf, qui n'utilisent qu'une moitié verticale du corps, ou le vélo, dans lequel les jambes font la plus grande partie de l'effort –, il faut qu'il compense ce caractère bancal de l'exercice principal par des exercices ou des disciplines complémentaires qui le muscleront en assouplissant ses parties corporelles faibles.

À propos des étirements, savez-vous qu'ils procurent un bien fou ?

Lentement, doucement, vous essayerez de sentir toutes les parties de votre corps en adaptant simultanément une respiration (inspiration, expiration) profonde. Rotations du cou, rotations du bassin, flexions, étirements sur la pointe des pieds, ou le buste cassé vers l'avant, vous apprendront à situer vos douleurs et vos gênes, à rétablir la circulation sanguine à un endroit de blocage, etc.

En période de croissance, les enfants sont sujets à des fractures (poignet, tibia, péroné, avant-bras). Un enfant actif et sportif a toutes les (mal)chances de tomber. Pour remédier au risque de mauvaises chutes (les chutes sont incontournables), observations et attentions particulières sont requises :

– Il faut que votre enfant ait suffisamment d'heures de sommeil, et de sommeil de qualité ; allez voir s'il n'est pas encore devant ses jeux vidéo une fois au lit !

– Pendant les périodes scolaires intenses, de contrôles ou d'examens, ou chaque fois qu'il devra beaucoup étudier, il faudra alléger ses séances sportives.

– Vérifiez ou faites vérifier par des techniciens les réglages de son matériel, fixations de ski, freins, serrages... Un gamin n'est pas toujours très précautionneux avec son matériel et peut l'endommager facilement.

– Donnez-lui des aliments riches en calcium et en minéraux ainsi qu'en vitamine C (fruits frais et fruits secs.)

Les adultes eux non plus ne peuvent pas se permettre une grosse activité physique s'ils sont en dette importante de sommeil ou épuisés par leur profession. Quelques heures d'exercice progressif (n'oubliez pas l'échauffement), régulièrement pratiqué (3 à 5 fois par semaine) valent mieux qu'une journée dominicale de « défonce sportive » qui achèvera de vous pomper le peu d'énergie qui vous reste. Les lundis risquent alors d'être difficiles et c'est là que la grippe prend le dessus !

L'hiver, en station, il est amusant d'observer les citadins qui débarquent au premier jour de leurs vacances après avoir conduit ou voyagé la veille, avec l'envie compréhensible mais incontrôlée de skier sur le plus de pistes possible... de 10 heures à 17 heures ! Ça monte et ça dévale... et les cabinets médicaux sont bondés très rapidement... Prudence et réserve...

Chapitre 8

Mes conseils à une femme ou à un homme d'affaires citadins, sportifs, soucieux de leur forme, et fort occupés

La qualité de l'alimentation est essentielle : les produits biologiques sont plus riches en nutriments (vitamines et minéraux), sans additifs chimiques tels que les conservateurs, colorants, améliorants, et ne sont pas cultivés avec des engrais chimiques et autres pesticides. La viande biologique provient d'animaux élevés en plein air, sans hormones ni antibiotiques. Mais à longue échéance, les organismes qui n'y recourent pas finissent par payer le prix de toute cette pollution alimentaire.

Tous les aliments ou préparations que je cite existent en qualité biologique. On les trouve soit dans les magasins spécialisés (dits diététiques), soit en grands magasins (plus restrictifs), par exemple : potages, gâteaux de semoule, purée de pommes de terre en flocons, produits frais, laitages, margarine, beurre, crème soja, biscottes, galettes de riz, purée de fruits, jus de légumes, lait de soja, thés, tisanes, café, miel, sucre complet, sirop d'érable, pâtisseries, quiches, huiles, shoyu allégé en sel, et j'en passe.

Si vous êtes gourmand – nous le sommes tous –, ou si vous êtes enclin à la gourmandise (chocolat, gâteaux, charcuterie...), vous pouvez vous accorder un petit plaisir quelquefois, de préférence au brunch ou en milieu de journée ; pas le soir.

Prévoyez vos achats en fonction des journées à venir, de vos rendez-vous, de votre rythme de travail ! Les produits frais doivent être consommés rapidement, et toujours au frais, pas trop au froid pour les fruits et les légumes, et sans long stockage.

Évitez le plus possible de vous nourrir d'encas à n'importe quelle heure.

Il n'est pas nécessaire de faire trois repas dans la journée, mais au moins un assurément, voire deux.

Je conseille volontiers un copieux petit déjeuner, complété par un plat chaud au milieu de la journée ou en début de soirée. À voir en fonction de vos activités sportives et professionnelles.

Vous faites très tôt un entraînement de natation ou un footing dans un parc deux à trois fois par semaine et vous n'avez pas d'appétit le matin.

Vous vous composez souvent, à toute heure, un repas fait de céréales et de lait de soja ! Le lait de soja contient un taux élevé de protéines (bien qu'il soit additionné de beaucoup d'eau), mais également de la purine, qui se finalise par de l'urée. Les céréales représentent un apport en glucides avec beaucoup de sucres rapides. Le mélange est lourd à digérer.

Et vous mangez pas mal de fruits, ce qui est bien, à condition de ne pas dépasser deux à trois par jour, et de les choisir frais et bio impérativement.

PREMIER CAS

Votre journée commence tôt, avec une activité physique, puis des activités professionnelles, des réunions, des déplacements et des rendez-vous tardifs :

Au lever : un petit verre d'eau à température de la pièce.

Cinq à dix minutes plus tard :

• une boisson chaude : une tisane tonique, thym, citron + romarin par exemple ;

• Vit'all plus : 2 gélules Propoplant + 1 vitamine C 750 ;

• une cuillerée de miel de lavande ou de romarin ;

• une datte ou un pruneau mi-sec ;

• une biscotte ou un biscuit ou une tranche de pain de mie semi-complet.

Piscine ou footing : boire de l'eau.

Fin de l'entraînement.

Si votre premier repas est différé (d'une heure ou deux) après les efforts physiques, prendre :

• un verre de jus de légumes ou de fruits ou un potage léger (même instantané bio) ;

• une pomme ou une carotte ou une poire.

Premier repas de la journée vers 9 ou 10 heures, ou brunch vers 11 heures ; programmez cette pause dans votre emploi du temps, faites accepter vos différences et vos habitudes, l'essentiel est le bon rendement dans votre travail. Vous pouvez faire ce petit repas au bureau, à condition qu'il soit équipé d'une bouilloire électrique, d'un mini-frigo et d'un petit coin calme avec une table et une chaise.

Glucides lents à rapides – protéines légères – lipides pour tenir la journée :

• une tranche de jambon blanc ou un œuf à la coque ou un morceau de fromage (comté, brie, mozzarella) ;

• 2 belles tranches de pain au levain (campagne ou seigle ou épeautre) avec une vingtaine de grammes de beurre cru ou de margarine non hydrogénée (facultatif) ;

• un petit gâteau de riz ou de semoule, ou une à deux biscottes, ou galettes de riz avec purée de fruits ou purée d'amandes ou une tranche de cake non gras ou une brioche ou une tartelette aux fruits ou une part de far breton ou un petit fromage blanc mélangé à de la compote.

Boissons : un thé yunnan pu-erh ou darjeeling, ou café 100 % arabica, à l'américaine, surtout pas à l'italienne et pas tous les jours si possible.

Vit'all plus 1 Supercomplex + 1 Oméga 3 (végétal) + 1 Antioxy E300.

Break – dans l'après-midi (de 13 à 15 heures) quand le creux se fait sentir et que vous pouvez avoir un moment calme :

• sandwich au pain de campagne ou baguette bio avec, selon les goûts du jour ou l'humeur : avocat bio mûr ou sardines ou un filet de volaille cuit avec carottes râpées ou autre crudité ou légume, tomates, haricots verts, assaisonnés d'une vinaigrette légère ;

• ou une quiche aux légumes (dans les magasins diététiques) et un potage bio instantané et un yaourt bio, nature ou aux fruits.

Encas – entre 16 et 18 heures :

Un thé avec peu de théine yunnan pu-erh ou oolong et si la tension nerveuse vous donne faim :

– soit un oléagineux : noix, noix de cajou, amandes avec un ou deux biscuits complets au sarrasin, ou au sésame, ou à l'épeautre, ou au soja ;

– soit un petit pain de seigle aux raisins et/ou aux noisettes.

Dernier repas de la journée :

Les quantités seront en fonction de l'appétit :

• Premier type de dîner : céréales cuites, chaudes de préférence, couscous complet (facile car pas besoin de matériel de cuisson, seulement 5 minutes de gonflage), soit riz semi-complet ou complet (il en existe du précuit), soit purée en flocons au lait de soja, soit boulghour, quinoa ou millet ;

– avec des légumes de saison cuits à la vapeur (sauf pommes de terre) ou bien avec une salade verte ou des crudités en entrée ;

– assaisonnés de deux cuillerées à café d'huile vierge de première pression à froid d'olive, de noix, ou de soja ;

– saupoudrés de levure de bière maltée et de germe de blé en paillettes ;

– avec, selon ce que vous avez déjà mangé dans la journée, avocat, quelques olives noires, des amandes, un œuf à la coque ou du jambon. Si vous avez déjà mangé l'un ou l'autre, ne pas en manger à nouveau.

• Deuxième type de dîner : légumes vapeur avec pommes de terre et filet de poisson en papillote (pas de poisson d'élevage) ou de saumon cru sauvage (pas d'élevage).

• Troisième type de dîner : soupe de légumes consistante avec quelques pâtes ou du riz ou des lentilles ;

– avec une part de fromage mi-frais peu affiné (type saint-marcellin) et du pain aux olives.

• Salade verte de saison (pissenlit, dent de lion...) avec pommes de terre nouvelles à la vapeur et huile d'olive vierge de première pression à froid et un œuf coque, jambon, avocat. Si vous avez déjà mangé l'un ou l'autre, ne pas en manger à nouveau.

DEUXIÈME CAS

Vous avez programmé un déjeuner en milieu de journée.

Idem le matin si vous faites un entraînement sportif :

Vit'all plus Propoplant et C750.

En revanche, le petit déjeuner sera plus léger. Supprimer par exemple le jambon, l'œuf, le gâteau de semoule... et prendre seulement le thé ou le café avec du pain et du fromage mi-frais ou compote.

Biscottes et purée de fruits ou d'amandes ou galettes soufflées.

Vit'all plus : Supercomplex Antioxy E300, Oméga 3.

Déjeuner : au restaurant, demandez votre plat sans gras et peu salé (tout est toujours trop gras, avec trop de beurre ou de crème, et trop salé).

- Poisson ou grillade avec légumes vapeur ou purée de pommes de terre ;
- ou bien un plat de pâtes fraîches avec un peu d'huile d'olive, basilic, mozzarella ou gruyère, et légumes vapeur (attention, la sauce tomate est très acide) ;
- ou encore un plat de légumineuses (lentilles, purée de pois cassés) ou couscous / pois chiche avec des légumes vapeur.

Entre 16 et 18 heures, une boisson chaude, un thé yunnan pu-ehr ou une tisane, par exemple thym-eucalyptus et, si vous avez un petit creux, une pomme, un biscuit complet aux amandes, quelques figues séchées ou des noix de cajou...

Dîner : salade et crudités assaisonnées d'huile vierge de première pression à froid, de soja, d'olive ou de noix, plus du vinaigre de cidre et du shoyu avec du riz complet.

Plus de la levure de bière et du germe de blé à saupoudrer.

Ou un potage et un laitage.

Vit'all plus : Complex-relax + Multi-minéraux.

Chapitre 9

Mes recettes et mes conseils de cuisine

La cuisine, c'est comme toutes les activités : si on la pratique peu, on est lent, on se rate, on oublie des ingrédients, on s'organise mal... Il ne faut pas dire : « Je ne sais pas faire » ou « Je ne suis pas doué ». Entraînez-vous et persévérez... Lisez des livres de recettes.

Mon premier livre de cuisine me fut offert dès l'enfance : *La cuisine est un jeu d'enfant*, de Michel Olliver. Laissez votre enfant faire ses premiers essais culinaires et encouragez-le, c'est à la fois ludique et formateur du goût.

- À court terme (la journée) ou à moyen terme (la semaine), programmez et équilibrez les repas ! Variez la présentation. Alliez plaisir et bien-être ! Essayez de prévoir vos achats, mais parfois, au gré de votre envie, laissez-vous aller à un petit plaisir.

- Les alliacés : oignons, ail, échalotes sont riches en soufre et très désinfectants – ce sont les alliés des bronches. Pensez-y en hiver comme en été en cas d'offensive virale (grippe ou gastro-entérite).

• Gare à l'excès de sel ! Les légumes sont pleins de sels minéraux et la viande naturellement salée (notre corps contient du sodium), le fromage a du sel ajouté lors de sa fabrication.
Pensez-y lorsque vous cuisinez : ne salez pas un gratin au fromage (ou très peu, s'il s'agit de pâtes). Ne salez pas une quiche lorraine : le jambon ou le lard suffisent. Les plats tout préparés sont trop salés, ainsi que les potages en brique. Optez pour les moins salés. Goûtez et retenez le nom des marques concernées.

• Le beurre cru vous apporte des vitamines A et D, ne le faites pas cuire !

• Pour la cuisson des légumes, mettez très peu d'eau, cuisez à feu doux et à couvert, leur propre eau devrait presque suffire. Pensez que les vitamines et les sels minéraux qui font leur richesse tombent dans l'eau de cuisson. Donc pas de cuisson prolongée.

Voici quels ont été mes premiers contacts avec la diététique. En ce qui concerne la façon d'agrémenter les aliments et les cours de cuisine, ma grand-mère y est pour beaucoup : je passais les mois chauds dans sa grande maison, au bord du lac d'Annecy. Cette Mamma italienne, ravie de pouvoir nourrir une bouche grande ouverte, se mettait aux fourneaux dès le matin. Mon temps libre était compté à ses côtés. Nous filions au marché qui courait tout le long de son boulevard pour y choisir les meilleurs produits. Elle avait ses habitudes, les marchands la connaissaient et lui réservaient leurs meilleures volailles, les légumes les plus frais... Assurément, elle ne se faisait jamais avoir, tellement elle avait l'œil et le toucher.

Ensuite, l'art transformait la matière première.

Sous ses ordres, je battais les blancs en neige à la main, je tournais le beurre et le sucre pour qu'ils deviennent crémeux.

— C'est dur, Mémé !

— Tourne encore, ma petite.

Elle me laissait faire encore un peu, mon bras devenait douloureux ; alors elle saisissait la cuiller en bois et finissait de monter l'appareil de sa main caleuse et vigoureuse.

Je cueillais les cassis, les framboises et les groseilles, les triais pour enlever les queues et les feuilles, puis les pressais dans un linge pour en extraire le jus qui devenait sirop ou gelée.

Je courais à la cave chercher trois patates et grimpais au grenier remiser quelques instruments obsolètes...

Bref, j'étais son mitron. Elle m'épuisait de tâches, mais ses multiples recommandations, conseils et recettes m'ont formée.

L'après-midi, après une courte sieste, je pouvais alors partir jouer les matelots sur le lac ou bien m'échapper chez mon autre Mamie à l'existence bien plus reposante.

En soirée, je m'approchais doucement de ma grand-mère, recueillie dans son fauteuil, elle déposait alors son missel en latin et son chapelet, puis commençait à me raconter des histoires empruntées du Roman de Renard, *dont les personnages étaient ceux de notre famille et dont les lieux et les scènes devenaient notre poulailler ou la ferme du grand-père !*

Crudités et salades

• **Salade de tomates et mozzarella au pistou.** Coupez les tomates en rondelles que vous disposerez côte à côte sur une assiette ou sur un plat de service. Poivrez légèrement et assaisonnez avec un peu d'huile d'olive ; coupez la mozzarella en tranches que vous poserez sur les tomates, puis ajoutez du pistou dont vous trouverez la recette ci-après.

• **Salade de tomates.** Pour donner du goût à votre salade de tomates, mettez de l'huile de noix bio dans votre vinaigrette et n'oubliez pas d'ajouter un peu d'herbes hachées (persil, basilic, ciboulette ou autre...).

• **Salade d'endives, noix et pommes.** Coupez, en morceaux de 1 cm, 2 endives par personne, détaillez en tranches (comme pour une tarte aux pommes) 1/2 pomme par personne ; assaisonnez avec un mélange d'huile d'olive et de jus de citron, ajoutez quelques cerneaux de noix, un peu d'herbes fraîches hachées et un tour de moulin à poivre.

• **Salade d'épinards.** Les meilleurs à manger crus en salade sont les tétragones, mais la salade peut se préparer avec toutes sortes d'épinards tendres que l'on aura équeutés et assaisonnés avec une vinaigrette relevée d'un trait de vinaigre balsamique. Vous pouvez ajouter des œufs mollets qui se marient très bien avec l'épinard et semer quelques graines par-dessus : courge, sésame, tournesol.

• **Salade niçoise.** Une salade très classique qui constitue un repas complet. Pour 4 personnes, disposez successivement dans un grand saladier préalablement frotté avec une gousse d'ail : 6 tomates coupées en quartiers, 1 petit concombre découpé en rondelles, 4 très petits artichauts violets (ébouillantés, c'est plus tendre), dont vous aurez ôté le haut des feuilles et retiré le foin, coupés en fines tranches, 1 oignon blanc doux ou 2 ou 3 cébettes ou échalotes émincées, ainsi que 1 poivron rouge ou jaune (les plus doux) en fines lanières. Ajoutez quelques fèves à peine ébouillantées, en saison, 2 œufs mollets coupés en quatre, 1 boîte de thon de 200 g ou une dizaine de filets d'anchois à l'huile ou encore de sardines nature, et 100 g d'olives. Assaisonnez avec de l'huile d'olive dans laquelle vous aurez mis quelques feuilles de basilic hachées, du vinaigre de cidre et du poivre. Le jaune des œufs mollets se mélangera à l'assaisonnement, ce qui permet de mettre moins d'huile. On peut également ajouter quelques pommes de terre nouvelles cuites à la vapeur.

• **Salade de riz complet**, avocat, œuf mollet, tomate, haricots verts assaisonnés à l'huile d'olive, de noix ou de soja et moutarde, avec de la ciboulette et du persil hachés.

• **Caviar d'aubergines.** Pour 4 personnes : 4 aubergines, 1/2 poivron rouge, 1/2 poivron vert, 1 oignon doux ou 3 cébettes, 2 gousses d'ail. Faites fondre à l'huile d'olive l'oignon ou les cébettes et les poivrons coupés en très petits dés d'environ 5 mm de côté (brunoise) ; cette opération doit se faire doucement, à tout petit feu. Pendant ce temps, faites cuire au four à th. 2 ou 3, à sec, les aubergines pendant 2 à 3 heures. Lorsqu'elles sont cuites, laissez-les refroidir puis coupez-les en deux dans le sens de la longueur et prélevez l'intérieur avec une cuiller. Mélangez la chair de ces aubergines avec la cuisson d'oignons et poivrons, assaisonnez d'un tour de moulin à poivre, recuire le tout 15 mn en remuant puis laissez refroidir et dégustez froid ou à peine tiède sur du pain complet grillé.

Assaisonnements

• **Pistou.** Lavez et égouttez une botte de basilic, séchez les feuilles dans un torchon. Hachez-les avec 1 gousse d'ail et ajoutez 10 cl d'huiles mélangées, olive, noix, soja. Cet assaisonnement est parfait pour les pâtes, les potages de légumes ou pour la salade de tomates mozzarella.

• **Coulis de tomates.** Faites fondre à l'huile d'olive et à petit feu dans une cocotte 2 gros oignons doux et 1 gousse d'ail hachés ; ajoutez 8 tomates épluchées, coupées en petits dés, et du poivre ; faites cuire avec un couvercle pendant 15 mn. Passez au mixeur pour obtenir un coulis. Vous pourrez mettre ce coulis au frigo et l'utiliser pendant plusieurs jours, soit chaud sur des pâtes, soit froid en accompagnement de certains légumes crus. Vous devrez y ajouter du basilic et des herbes de Provence, thym, sarriette, romarin.

• **Sauce au yaourt.** Mélangez 1 yaourt fermier à 1 échalote et 1 gousse d'ail hachée ; ajoutez 1 citron pressé et un peu d'herbes hachées – persil, ciboulette ou estragon ou autre. Cette sauce à faible teneur en calories est excellente avec des crudités, des poissons froids pochés ou un avocat.

• **Quelques astuces pour varier vos vinaigrettes.** Utilisez soit du vinaigre de vin, soit du vinaigre de cidre, soit du citron, ou encore du vinaigre balsamique car il a beaucoup de goût. Changez d'huile, variez : soja, noix, colza, sésame. Remplacez le sel par de la sauce soja que vous achèterez dans les magasins bio en choisissant la version allégée en sel. Diversifiez les moutardes, il en existe à tous les parfums.

• **Mayonnaise allégée** pour les asperges ou les poireaux : faites une mayonnaise classique avec jaune d'œuf, moutarde, huile d'olive en plus faible quantité ; ajoutez de la ciboulette hachée menu et le blanc d'œuf monté en neige très fermement, que vous incorporerez très délicatement juste avant de servir. Consommez tout de suite, sans garder de reste.

Potages et soupes

Pour les potages : jouez donc la couleur, au lieu du classique « pot pourri » composé de légumes mélangés (carottes, pommes de terre, oignons, céleri, poireaux).

• **Le potage orange : velouté de carottes ou velouté de courge.** Faites fondre quelques échalotes dans un peu d'huile d'olive, à feu très doux, ajoutez 2 grosses carottes (ou un morceau de courge) coupées en petits morceaux, 1 cuillerée de farine d'épeautre, mouillez, assaisonnez avec 1 cuillerée de sel marin et un peu de poivre moulu et un peu de noix de muscade râpée. Faites cuire environ 10 mn à petit bouillon, mixez finement, ajoutez 10 cl de lait de soja ou de lait d'amandes. Au dernier moment, vous pouvez ajouter 1 cuillerée de crème fraîche ou 1 petit œuf battu.

• **Le potage vert ou velouté d'épinards.** Procédez de la même façon en remplaçant la courge par des épinards, ajoutez 1 gousse d'ail sans son germe et, éventuellement, quelques feuilles de basilic et de menthe fraîche.

Les veloutés sont très onctueux, accompagnés d'un œuf à la coque ou d'une céréale complète, ou encore d'une tranche de saumon cru sauvage ; cela constitue un excellent dîner.

Le dessert sera alors tout simplement composé d'un peu de fromage blanc battu avec de la purée de châtaignes.

• **Soupe aux lentilles.** Plongez dans l'eau un peu salée : 1 oignon, 1 gousse d'ail, 1 verre de lentilles, 1 navet et un bouquet garni (laurier, romarin, thym). Faites mijoter à petits bouillons durant 30 mn : mixez après avoir retiré le bouquet garni. Ajoutez éventuellement au dernier moment 1/2 verre de lait entier bio.

• **Soupe à l'ail.** C'est une soupe excellente pour la digestion si vous supportez l'ail, et très simple à préparer. Mettez dans une casserole d'eau froide 10 à 15 gousses d'ail frais et jeune dont vous aurez retiré le germe, un peu de thym et de sauge et un peu d'huile d'olive. Portez à ébullition et faites cuire 15 mn à petit feu. Faites griller 1 ou 2 tranches de pain complet par personne et versez la soupe chaude dessus.

• **Potage au cresson ou à la laitue.** Mettez à cuire, à l'eau froide, 2 ou 3 pommes de terre avec une petite botte de cresson ou 1 petite laitue. Faites cuire à petite ébullition pendant 15 mn, puis passez au mixeur. Faites réchauffer et ajoutez 1 cuillerée à soupe de crème fraîche ou du tofu mou ou du soja-crème. Vous pouvez utiliser la même recette avec des carottes, des poireaux ou des pointes d'orties (reconstituant).

• **Soupe à l'oignon gratinée.** Coupez finement 500 g de jeunes oignons doux et frais que vous ferez cuire tout doucement dans un fond d'huile d'olive. Ajoutez 1 cuillerée à soupe de farine et faites blondir, puis 2 litres d'eau bouillante à peine salée. Laissez cuire 15 mn. Préparez un bol par personne avec une tranche de pain complet grillée et un peu de fromage râpé. Versez la soupe à l'oignon dessus et faites gratiner à four très chaud ou au gril.

• **Potage de légumes.** Le plus classique des potages de légumes se fait avec du poireau (le blanc et la partie tendre du vert) auquel on ajoute un petit navet, des carottes et des pommes de terre (coupées grossièrement si l'on veut passer le potage) ou coupés en petits carrés d'égale grosseur si l'on ne veut pas le mixer. On peut éventuellement ajouter une branche de céleri, un bouquet garni. Mouillez à l'eau froide, portez à ébullition et faites bouillir à petit feu pendant 15 à 20 mn. Goûtez pour vérifier la cuisson, qui demandera plus ou moins de temps selon que les légumes sont jeunes ou moins jeunes. Ce potage peut être agrémenté d'un peu d'herbes fraîches hachées au moment du service. Vous pouvez également ajouter un peu de fromage râpé et le déguster avec une tranche de pain complet à peine toasté, ce qui en fera un repas complet !

Légumes

Si vous avez acheté de bons légumes bio, ne les pelez pas ; pour les cuire, ne les coupez pas ou le moins possible car plus vous les tronçonnerez, plus les nutriments s'échapperont.

• **Courgettes mimosa.** Coupez 1 courgette par personne en deux sans l'éplucher. Faites cuire à la vapeur 10 mn, en même temps que 1 œuf mollet par personne. Hachez des herbes (persil, basilic, estragon ou autres...). Dans un petit saladier, mélangez 1 cuillerée à soupe par personne de brousse de brebis ou de feta avec de la noix de muscade, des cerneaux de noix ; ajoutez délicatement les herbes, la pulpe de la courgette et les œufs, et mélangez le tout. Disposez ce mélange dans les demi-courgettes tièdes et passez-les quelques minutes au gril.

• **Endives braisées.** Prenez 2 petites endives par personne, mettez-les à cuire dans une casserole suffisamment grande pour qu'elles ne soient pas empilées les unes sur les autres. Au fond de la casserole, vous aurez disposé, pour 8 petites endives, le jus de 1 citron, 1 cuillerée à soupe d'huile d'olive, 2 cuillerées à soupe d'eau, et mis sur les endives un tour de moulin à poivre. Faites cuire tout doucement à petit feu et à couvert. Retournez après une petite dizaine de minutes de cuisson. Une vingtaine de minutes devrait suffire. Piquez le pied de l'endive avec un couteau pour vérifier la cuisson. Il est parfois souhaitable de rajouter un peu d'eau en cours de cuisson pour que les endives n'attachent pas. Servez saupoudré de persil haché.

• **Poivrons farcis au riz.** Faites cuire 100 g de riz complet à l'eau ; une fois cette eau absorbée, ajoutez 4 tomates épluchées et coupées en petits morceaux avec 1 oignon frais émincé, 50 g de pignons ou d'amandes hachées, un peu de persil haché, du sel, du poivre, et parfumez avec un peu de cannelle en poudre. Coupez la tête des poivrons et débarrassez-les de leurs grains ; farcissez-les avec le mélange de riz parfumé et mettez au four dans un plat légèrement huilé ; laissez cuire environ 20 mn à four moyen (th. 6 ou 7). Les poivrons farcis se mangent tièdes accompagnés d'un morceau de fromage de comté.

• **Ratatouille.** Cette belle recette a pour résultat une ratatouille savoureuse et pas grasse. Pour 6 personnes : 4 aubergines, 4 courgettes, 2 poivrons, 2 oignons blancs doux, 4 à 6 tomates juteuses selon grosseur, ail, poivre, huile d'olive, herbes de Provence.

Mettez au fond de la cocotte l'ail et l'oignon haché, et les tomates entières épluchées ; placez la cocotte découverte au four, à feu très très doux (th. 1 ou 2). Si le four est assez grand, mettez les poivrons entiers à côté. Laissez ces légumes au four pendant 1 heure pour qu'ils soient confits.

Sortez les légumes et laissez-les refroidir. Retirez alors la peau des poivrons ainsi que les pépins. Découpez-les en lamelles, que vous poserez sur les tomates. Réservez le tout.

Épluchez et détaillez en petits dés les courgettes et les aubergines. Vous pourrez alors poêler ces légumes séparément dans une poêle antiadhésive, à petit feu, avec très peu d'huile d'olive (1 cuillerée suffit) et les mettre dans la cocotte une fois cuits.

Une demi-heure avant de servir la ratatouille, mettez la cocotte à feu doux pour faire chauffer les divers légumes ensemble en les mélangeant sans les écraser. Vous aurez éventuellement poivré chaque légume lors de sa cuisson, sinon, il conviendra de saler et poivrer le mélange et d'y ajouter des herbes de Provence, selon les goûts. Chauffez doucement de façon à ce que les légumes n'attachent pas.

Cette ratatouille a l'avantage de ne pas être grasse et de laisser apprécier le goût de chaque légume. Servie avec du couscous, elle est parfaite.

• **Purée de pommes de terre et carottes ou navets.** Faites cuire à la vapeur 3 grosses pommes de terre et 1 gros navet ou 2 petits, qui sont plus doux, ou bien 2 belles carottes et 1 gousse d'ail. Mettez dans une casserole 2 verres de lait entier ou de lait de soja assaisonnés de poivre, de noix de muscade et de 1 pincée de sel ; ajoutez les légumes en morceaux, faites chauffer à feu doux, sans bouillir, puis écrasez ou mixez. Laissez les légumes pomper le liquide ; pour plus de moelleux, ajoutez 1 cuillerée de crème fraîche ou de crème de soja.

• **Purée de lentilles ou de pois cassés.** Mettez les légumineuses à l'eau froide et portez à ébullition ; versez l'eau et recommencez l'opération (toujours avec de l'eau filtrée) ; la seconde fois, ajoutez 1 petit navet, 1 petit oignon, un peu de thym et 1 feuille de laurier. En fin de cuisson, l'eau doit être entièrement absorbée. Si ce n'est pas le cas, égouttez, puis ajoutez 1 verre de lait de soja ; cuisez encore un peu à feu moyen, assaisonnez de poivre et d'un peu de sel, mixez, ajoutez 1 cuillerée d'huile d'olive ou de sésame, ou 1 cuillerée de soja crémeux.

Remarque : ces purées, une fois passées et agrémentées de quelques œufs battus, font un excellent gratin très nourrissant (avec une salade verte).

• **Gratin de pâtes aux légumes.** Préchauffez le four en mettant le thermostat au maximum. Coupez quelques légumes de saison en julienne, par exemple : carottes, navets, brocolis – mais pas de pomme de terre. Ajoutez 2 échalotes et 1 gousse d'ail (sans le germe) ; faites bouillir une bonne quantité d'eau dans un faitout et plongez-y les légumes pendant 5 mn, ajoutez un paquet de pâtes (*penne* ou *fusili*), et cuisez *al dente*. Éteignez, couvrez, laissez gonfler. Battez

4 œufs en omelette, ajoutez 1/2 verre de lait entier, 1 petit saint-marcellin bien crémeux (ou 1 saint-félicien), un peu de sel aux herbes et un tour de moulin à poivre. Égouttez les pâtes et les légumes ; l'idéal est que l'ensemble ait pompé tout le bouillon. Étendez 1 cuillerée à café d'huile d'olive au fond d'un plat à gratin, mélangez dans la casserole l'ensemble légumes, pâtes et œufs, fromage, puis mettez le tout dans le plat à gratin, à four très chaud pendant quelques minutes seulement. Mettez-vous à table, c'est prêt !

Céréales

• **Mon astuce pour la cuisson du riz complet et des lentilles (céréales ou légumineuses).** Faites tremper les céréales ou les légumineuses (pois cassés, haricots blancs, cocos) la veille au soir, dans 2 volumes d'eau pour 1 volume de céréales. Jetez l'eau et rincez-les avant cuisson, cela les rend plus digestes.

Pour un plat programmé pour le déjeuner ou le dîner :

1. Le matin, trouvez quelques minutes entre le maquillage, le petit déjeuner, l'habillage pour prendre une casserole, mettre le riz et l'eau (1 volume de riz pour 2 à 3 volumes d'eau), ajouter également 1 gousse d'ail débarrassée de son germe et 1 grosse carotte (plus thym et romarin pour les légumineuses) et allumer le feu au plus fort.

Quand le mélange arrive à ébullition, réduisez le feu et laissez cuire 10 mn à petit bouillon, éteignez, posez un couvercle hermétique (ou simplement une assiette retournée).

Quand vous rentrez chez vous le soir, vérifiez le niveau d'eau car le riz peut avoir tout absorbé ; le cas échéant, ajoutez de l'eau en petite quantité, allumez le feu fort, puis réduisez-le à la première ébullition. Cuisez doucement et à couvert 10 mn. C'est prêt dès que le riz aura absorbé toute l'eau.

Le riz complet et les lentilles cuisent assez rapidement, il faut plus de temps pour les autres céréales et les légumineuses.

Après cuisson, mixez les légumineuses (pois, haricots) en purée ; cela vous permettra de digérer et assimiler leurs peaux (enveloppes).

Attention : utilisez de l'eau filtrée de bonne qualité, sans chlore ni nitrate.

2. Autre mode de cuisson si vous restez à la maison : mettez la casserole au feu avec le même contenu, à couvert et à feu doux, et laissez cuire tout doucement ; 1 heure peut être nécessaire. Goûtez dès que le riz a absorbé toute l'eau. Laissez-le gonfler à couvert.

• **La germination.** Il s'agit d'une opération essentielle qui favorise l'assimilation des nutriments et la digestibilité des grains ; elle synthétise des enzymes qui permettent la transformation des amidons en sucres assimilables, des protéines en acides aminés libres, et augmente de façon considérable la teneur en vitamines. Le soja aura une teneur en vitamine C supérieure de 500 % après trois jours de germination. En général, les taux de vitamines B et E sont multipliés par dix ou plus.

Il faut mettre les graines (d'origine biologique) dans 1 litre d'eau pure, non chlorée et tiède, dans un bocal que l'on recouvrira d'un torchon propre ou d'une étamine et que l'on fixera autour du bocal avec un élastique ou une ficelle. Il est indispensable de placer ce bocal dans une pièce sombre ou dans un endroit à l'abri de la lumière. Huit à douze heures plus tard, on jette l'eau à travers le torchon et l'on rince plusieurs fois les graines. On recommence l'opération deux fois par jour jusqu'à ce que les graines aient germé, ce qui prendra quelques jours (de trois à cinq). Au-delà, des pousses vont apparaître. Il faudra alors mettre le bocal à la lumière et consommer les pousses en salade ou mélangées à une salade composée. Le bocal ne doit jamais sentir mauvais (odeur de pourriture).

On trouve des appareils à germer très simples et peu onéreux – en plastique – dans tous les magasins bio ou diététiques, où vous vous procurerez les graines. Vous y trouverez également de nombreux conseils et des recettes adaptées aux saisons.

• **Luzerne germée** (alfalfa). Elle est très nutritive ; on la consomme en pousses, dans un sandwich ou comme ajout aux salades ou crudités. Elle est très reminéralisante, antioxydante et aide à la fixation du calcium.

• **Blé germé.** Après quelques jours de germination seulement, le blé double de poids, de goût, triple sa teneur en vitamine E et sextuple la vitamine C qu'il contient (peau, cheveux, ongles). Il s'agit d'un plat très complet. Une tasse de blé germé en salade avec du poivron et de l'oignon émincé, un peu de carotte râpée, quelques olives et une vinaigrette constituent une parfaite entrée. Un pain au blé germé est extrêmement digeste, j'en consomme toujours le matin des compétitions.

• **Lentilles germées.** Blonde, verte ou brune, la lentille est d'une culture simple. Une fois germée, elle a une teneur importante en protéines. On la consommera en salade, soit avec un peu de poivron coupé en fines lanières, soit avec un peu d'oignon émincé, quelques radis coupés en rondelles, carottes râpées et une vinaigrette à l'huile de tournesol biologique.

• **Soja germé.** Excessivement riche en protéines, le soja en pousses est très bon dans toutes les salades ou dans un sandwich.

• **Boulghour.** C'est du blé précuit, séché, concassé, à grains plus gros que le couscous. Il nécessite 1 à 2 mn de cuisson avant de gonfler à couvert.

• **Couscous.** Élémentaire ! Mettre dans un récipient (de type Tupperware) 1 volume de couscous complet avec 2 pincées de sel aux herbes et 1 de poivre ; ajoutez 2 volumes d'eau filtrée bouillante, mélangez à la fourchette et laissez gonfler. Plus vous le laissez à couvert, plus votre graine de couscous sera tendre. Vous pouvez le manger nature avec un peu d'huile d'olive, de sésame ou de courge, et une fondue de légumes et un morceau de fromage.

• **Polenta de maïs au reblochon ou au beaufort.** Faites bien cuire la polenta (grain moyen) à l'eau. Ne prenez pas la plus fine. Ajoutez à la cuisson 1 grosse carotte coupée en morceaux et 1 gousse d'ail (sans le germe). Mixez vite ou écrasez la carotte et l'ail, incorporez le fromage pour le faire fondre, mélangez, ajoutez la noix muscade et le poivre du moulin.

Remarque : le maïs est une céréale grasse, le beaufort ou le reblochon le sont aussi ! Vous avez là votre dose de lipides et de glucides pour le repas.

Viandes

• **Les viandes rouges** ne doivent jamais être salées pendant la cuisson ; il faut seulement saler dans l'assiette avec du sel aux herbes moins dosé en sodium. Pour la cuisson à la poêle, attention de ne pas faire brûler la graisse ; démarrez à feu fort puis baissez le feu. Si vous aimez un petit jus, jetez la graisse et déglacez à l'eau, puis laissez réduire.

• **Les viandes blanches** de bonne qualité ne doivent pas perdre d'eau à la cuisson, ni de volume ; elles doivent au contraire « s'épanouir ». La perte d'eau signifie que la bête a été traitée aux anabolisants ou aux antibiotiques.

• **Les rôtis** de viande rouge ou les gigots d'agneau sont cuits au four à th. 8 ou en cocotte.

• **Les grosses pièces de viande blanche** sont meilleures à la cocotte au fond de laquelle on mettra 1 oignon haché, un peu d'ail et 1 tomate coupée en petits dés. Le jus que l'on obtiendra par arrosage en cours de cuisson aura ainsi meilleur goût.

Volailles

• **Volailles rôties.** Elles sont excellentes et, pour obtenir un bon jus, on les mettra au four, à couvert, avec, au fond du plat, le cou, les ailerons et les abats, 1 oignon haché, 1 ou 2 gousses d'ail et 1 tomate pelée, le tout arrosé de 1 cuillerée d'huile d'olive. Au cours de la cuisson, on mouillera le fond du plat à l'eau. On obtiendra ainsi un excellent jus qu'il conviendra éventuellement de dégraisser et de faire un peu réduire ou de détendre à l'eau.

• **Pintade aux choux.** La pintade sera cuite en cocotte 30 mn afin de garder les blancs moelleux. Découpez-la, mettez les blancs à part entre deux assiettes creuses, coupez les pattes en deux, séparez les os des ailes de la carcasse à la jointure et remettez ces parties à os à cuire dans le plat avec la carcasse coupée en 2 ou 3 morceaux, le cou et les abats. Lorsque les pattes et les ailes sont cuites, réservez-les avec les blancs et poursuivez la cuisson de la carcasse pendant 10 mn supplémentaires en mouillant le plat à l'eau pour obtenir un bon jus naturel. Pendant ce temps, faites cuire le chou à la vapeur. Servez-le dans un plat avec les morceaux de pintade et le jus à part.

• **Filets de volaille.** Ils se cuisent parfaitement à la poêle.

• **Le lapin** est disposé sur un lit de pommes de terre coupées en quatre que l'on aura fait rissoler dans un plat en fonte avec un peu d'huile d'olive. Ajoutez un peu de thym, des échalotes et 1 ou 2 feuilles de laurier, mouillez et couvrez. Laissez cuire 45 mn au four à th. 7.

Poissons

• **Poisson en papillote.** Faites cuire *al dente* à la vapeur un peu de blanc de poireau, quelques bâtonnets de carotte coupés finement, éventuellement un peu de céleri en branche ou une feuille d'endive ; disposez ces légumes dans 1 feuille de papier aluminium, ajoutez quelques petits pois et quelques haricots verts, puis 1, 2 ou 3 filets de poisson coupés en morceaux de 10 cm sur 2 ou 3 cm. Vous pouvez, par exemple, panacher merlan, saumon et empereur, mais votre poissonnier sera d'excellent conseil. Ajoutez un peu d'huile d'olive et un filet de citron, et 2 fines lamelles de citron, puis assaisonnez d'un tour de poivre du moulin et d'une herbe hachée, ciboulette, estragon, coriandre ou autre. Refermez comme une papillote pour que ce soit hermétique et disposez les papillotes (une par personne) sur la plaque de votre four que vous aurez préchauffé à th. 6 ou 7. Mettez au four environ 15 mn. Les papillotes sont cuites lorsqu'elles gonflent. Servez directement sur les assiettes sans les ouvrir. Chacun aura le plaisir de découvrir l'odeur en l'ouvrant.

• **Grosses pièces de poisson.** Les gros poissons comme les daurades, loups, peuvent se cuire au four « à la provençale », c'est-à-dire sur un lit de pommes de terre avec un peu d'huile d'olive, quelques tomates et citrons coupés en rondelles et un peu d'eau au fond du plat. Ils peuvent aussi se cuire au barbecue ; on servira ensuite les filets agrémentés d'huile d'olive et de citron que l'on aura fait tiédir dans une petite casserole. Si votre four est assez grand, la meilleure recette consiste à mettre le poisson tout simplement dans un plat antiadhésif et à le faire cuire au four le plus chaud possible pendant 15 mn de chaque côté. On le servira ensuite avec un filet d'huile d'olive, du citron et de la sauge.

• **Pour accompagner les poissons,** une sauce aux tomates fraîches est facile à réaliser : faites pocher les tomates 5 mn à l'eau bouillante, enlevez la peau, écrasez-les à la fourchette et ajoutez basilic ciselé, ail écrasé, 1 cuillerée d'huile d'olive et du poivre du moulin, plus 1 pincée de fleur de sel.

• **Filets de poisson.** On peut cuire les filets de poisson à la vapeur en prenant soin de disposer une feuille de papier aluminium au fond de la passoire pour que la vapeur n'agresse ni ne déchiquette la chair. Le poisson sera vite cuit et, dans l'assiette, on ajoutera sel, poivre, huile d'olive et citron. Cette recette est très nature. On peut également poêler les filets de poisson, soit après les avoir singés (passés dans la farine), soit nature à l'huile d'olive. En fin de cuisson, on ajoutera un petit morceau de beurre et un jus de citron.

Œufs

• **Œufs cocotte.** Mettez dans un ramequin 1 cuillerée de tomates pochées écrasées et un peu de tofu mou avec 1 ou 2 œufs. Disposez les ramequins dans une plaque que vous remplirez d'eau chaude aux 3/4. Cuisez au four au bain-marie, 10 mn suffiront. Salez et poivrez à table. Servez avec 1 cuillerée de céréales nature.

• **Œuf à la coque.** C'est la cuisson qui rend l'œuf le plus digeste et permet de profiter au maximum de ses qualités nutritionnelles. On peut toujours cuire un œuf à la coque, même avec une bouilloire électrique, il suffit de le poser au fond puis de couvrir d'eau, de porter à ébullition. Éteignez alors, attendez 1 mn, rallumez, éteignez de nouveau et sortez l'œuf. On peut aussi plus simplement les cuire 3 à 4 mn dans une casserole d'eau portée à ébullition.

• **Œufs pochés.** Cette méthode de cuisson est une des plus naturelles. Il suffit de porter à ébullition de l'eau additionnée de 1 cuillerée à soupe de vinaigre de vin. Cassez l'œuf dans une soucoupe et glissez-le doucement dans l'eau, de façon à ne pas séparer le blanc du jaune ; laissez cuire 3 mn 30 dans une eau frémissante et sortez l'œuf à l'aide d'une écumoire. Égouttez-le sur un papier absorbant et servez avec une salade d'épinards, une salade verte, une pomme de terre vapeur ou sur un nid de pâtes.

• **Œufs brouillés.** Battez en omelette 2 œufs par personne, salez légèrement et poivrez. Faites cuire au bain-marie en remuant constamment avec une cuiller en bois. Lorsque l'œuf a la consistance d'une crème, servez à la cuiller sur une assiette à côté d'une tranche de saumon fumé. Vous pouvez également ajouter quelques pointes d'asperges cuites à la vapeur ou toute autre garniture, selon l'inspiration du moment.

• **Quiche salée aux légumes.** Allumez le four (à feu fort). Faites cuire à la vapeur *al dente* quelques légumes de saison, 1 carotte, 1 navet ou 2 petits poireaux, 1 beau brocoli, ou 1 petit chou-fleur, ou 1 botte d'asperges, ou encore un beau morceau de courge orange foncé, puis égouttez ces légumes et coupez-les en petits morceaux. Dans un saladier, versez 3/4 de 1 verre de farine T.110 avec 1/2 verre de farine d'épeautre, 1 pincée de bicarbonate de soude et 1 pincée de sel aux herbes ; ajoutez 1 grosse cuillerée à soupe de fromage râpé et 40 g de margarine à l'olive non hydrogénée, puis 1/2 verre d'eau filtrée ; malaxez rapidement, étendez la pâte avec les doigts dans un moule légèrement huilé. Faites précuire la pâte à four moyen pendant 5 mn. Puis, dans le même saladier, sans le laver (vous gagnerez du temps), battez 4 œufs entiers avec 1 cuillerée de crème fraîche liquide (ou du lait entier ou du fromage blanc à 40 %) et un morceau de tofu mou auquel vous ajouterez poivre, noix de muscade, herbes, et sel aux herbes. Ajoutez les légumes, versez le tout sur la pâte, saupoudrez de graines de sésame et cuisez au four pendant 20 mn.

Remarque : les temps de cuisson sont variables, ils

dépendent des fours, des ingrédients, des quantités. Soyez attentif à l'évolution de vos plats sur la cuisinière et au four, et sortez-les avant qu'ils ne soient trop « bronzés » ou remettez-les à cuire s'ils sont insuffisamment cuits (trop pâles et encore liquides).

Desserts

• **Pommes au four.** Prenez 1 grosse pomme par personne, retirez la queue en faisant un petit cratère avec le couteau éplucheur. Disposez les pommes bien serrées les unes contre les autres, ajoutez 1 cuillerée de crème fraîche et 1 cuillerée de confiture de coing dans le trou réalisé au centre des fruits et un peu d'eau au fond du plat. Mettez au four, th. 7. Ces pommes se mangent tièdes, avec une fourchette et un couteau, accompagnées de fromage blanc ou d'un petit suisse.

• **Salades de fruits.** Tous les fruits sont bons en salade. Donnez du goût à vos salades de fruits en pressant 1 orange, 1 citron ou 1 pamplemousse et, à la place du sucre, pensez à utiliser du miel ou du sirop d'érable. Choisissez toujours des fruits aqueux et acides (orange, pamplemousse, citron, ananas) car leur jus protégera les autres de l'oxydation (pommes, poires). Ajoutez de l'eau de source ou de l'eau purifiée, un peu de cannelle ou de vanille en poudre.

• **Riz au lait.** Voici une recette hyper facile. Faites précuire à l'eau du riz semi-complet puis ajoutez du lait entier, du sucre complet (ou du sirop d'érable épais), 1 bâton de cannelle et 1 gousse de vanille fendue ; laissez cuire tout doucement le riz qui devient fondant et s'imprègne de saveurs en gonflant dans le lait. Faites autre chose et surveillez de temps en temps, goûtez, c'est prêt ! N.B. : parfois j'ajoute 1 œuf battu mélangé au dernier moment, puis je remplis à ras bords des petits pots hermétiques que je ferme, que je retourne puis que je mets au frigo. J'en ai ainsi pour plusieurs jours ; je les ouvre au fur et à mesure, j'en emporte un pot à manger avant une course (3 heures avant). Si je joue la « gastronomie », j'ajoute une pointe de crème fraîche ou de soja crémeux !

• **Gâteau quatre-quarts aux fruits.** C'est très simple, pensez à Pagnol, avec ses gros quarts et ses petits quarts ! Un œuf pèse 50 g ; donc mettez le même poids d'œuf et de sucre complet, que vous mélangerez vivement, ainsi que le même poids de farine complète (T.80). Ajoutez encore un tout petit quart de beurre fondu. À cet ensemble bien mélangé, vous ajouterez un « cinquième quart », de fruits celui-là ! Vous avez le choix entre les poires, les abricots, les cerises, les pêches, les raisins, les pommes, les pruneaux, et tous les autres fruits. Vous les disposerez au fond du plat. Très simple donc mais, pour que votre quatre-quarts aux fruits soit léger, pensez bien à alléger le quart de farine, ou ajoutez une pointe de bicarbonate ou encore un blanc d'œuf battu en neige... Je vous ai dit que c'est une recette à la Pagnol !

• **Crêpes à la farine de sarrasin.** Cette préparation convient aussi bien pour les crêpes salées que sucrées. Dans un grand pot à eau (avec bec verseur, c'est plus pratique), mettez 1 verre de farine de blé T.80 et 1 petit verre de farine de sarrasin ; ajoutez 1 pincée de sel de mer et 1 cuillerée à café de bicarbonate de soude. Mélangez le tout puis ajoutez 1 verre d'eau filtrée et 2 œufs, battez. Ajoutez encore 1 verre d'eau, battez à nouveau le mélange jusqu'à ce qu'il soit fluide. Cuisez à la poêle avec un minimum de matière grasse, je vous conseille d'utiliser de l'huile neutre (pépins de raisin) pour graisser la poêle.

• **Cake sucré maison.** (Pour 4 personnes.) C'est un gâteau très nutritif pour le goûter, le brunch ou pour compléter un repas léger. Sortez le beurre du frigo un peu à l'avance. Allumez le four (fort). Faites gonfler 1 verre de céréales (müesli) dans un bol avec 1 verre de lait ; malaxez 50 g de beurre avec 1 verre de sucre complet, 1 petit suisse et 2 cuillerées de confiture d'oranges douces ou de mirabelles. Ajoutez à ce mélange 2 œufs l'un après l'autre, puis les céréales, puis 1 verre de farine T.80 ou 65 avec 1 cuillerée de bicarbonate de soude, puis 1/2 verre de farine d'épeautre (à défaut, utilisez encore la même farine ou de la farine de châtaignes). Mélangez bien ; la consistance doit être molle, ni trop fluide, ni trop épaisse ; versez le tout dans un moule rond ou long, légèrement beurré. Cuisez à four moyen pendant 30 à 45 mn. Vérifiez la cuisson en plantant une lame de couteau au centre du gâteau, la lame doit ressortir sans accrocher de pâte.

Variante : à la place de la confiture, ajoutez des fruits séchés (pruneaux, dattes, figues, abricots, raisins) préalablement trempés dans du thé puis hachés grossièrement, 1 cuillerée à soupe de miel et 1 pincée de quatre-épices.

• **Cake à la banane.** Écrasez 1 banane avec 1 petit-suisse ou 1 fromage blanc à 40 %, 50 g de beurre mou et du sucre complet ; ajoutez 2 œufs, versez la farine T.80 et 1 pincée de bicarbonate, mélangez bien. Ajoutez 1/2 verre de noix hachées et cuisez à four chaud pendant 30 mn. Remarque : si vous êtes pressé, faites cuire dans de petits moules individuels ; le temps de cuisson est réduit.

• **Cake salé.** À déguster au brunch ou avec une salade composée ou un potage aux lentilles. Allumez le four (fort). Faites gonfler 1 verre de flocons multicéréales avec 1 verre de lait de soja. Malaxez 1 petit saint-marcellin crémeux (ou 1 saint-félicien) avec 30 g de margarine non hydrogénée (palme-olive) ou, à défaut, 2 cuillerées à soupe d'huile d'olive avec 1 pincée de poivre et d'herbes ; ajoutez 2 gros œufs ou 3 petits, l'un après l'autre, 1 grosse carotte râpée, quelques olives de Provence coupées grossièrement, un peu de noix de muscade puis les céréales humides, et 1 verre de farine T.110 avec 1 cuillerée de bicarbonate de soude. Malaxez grossièrement puis rajoutez 1 verre de farine complète d'épeautre (à défaut, utilisez la même farine), mélangez bien et hop ! au four 30 à 45 mn. Vérifiez la cuisson avec la pointe d'un couteau. Variante : vous pouvez remplacer les olives ou leur ajouter des graines de sésame, de tournesol ou de courge. On peut faire le même cake avec des petits morceaux de jambon et de comté à la place des olives et du saint-marcellin ; on peut aussi remplacer le second verre de farine par du sarrasin.

Ces cakes sont excellents, tout le monde m'en félicite, et pourtant ils sont peu gras, peu salés, peu sucrés, très énergétiques et complets ; mais j'ai du mal à indiquer les proportions exactes car je ne pèse jamais rien et me fie à la consistance, à mon inspiration et à mes provisions du moment. Je varie donc les ingrédients en fonction du contenu de mes placards et de mon frigo !

• **Tarte aux fruits cuits.** (Pour 4 à 5 personnes.) Allumez le four (fort). Pelez 2 pommes et 1 poire, coupez-les en gros quartiers, mettez un plat en Pyrex sur le feu doux et disposez-y les fruits avec quelques fruits séchés (dattes, pruneaux, abricots) préalablement trempés dans du thé et coupés en morceaux. Répartissez par-dessus 1 cuillerée à soupe de miel liquide et un peu de cannelle en poudre. Vous pouvez aussi remplacer le miel par 2 cuillerées à soupe de confiture de votre choix.

Surveillez le plat pendant que vous préparez, dans un saladier, le mélange suivant : 2 verres de farine de blé T.80 et 1 pincée de bicarbonate de soude, le tiers de 1 verre de sucre complet, 50 g de beurre en morceaux et 1 cuillerée à soupe de confiture d'oranges ou de citrons. Écrasez ce mélange grossièrement à la fourchette, ajoutez au centre 1/2 verre d'eau filtrée, mélangez le tout rapidement en décollant la pâte du bord du saladier, farinez-vous les mains (mains et ongles propres !), saisissez la pâte et mettez-la en forme rapidement, à la façon d'un pizzaïolo. Posez-la sur le mélange de fruits qui ont fondu gentiment pendant ce temps, abaissez-la le long des bords du plat et cuisez à four moyen pendant 20 à 30 mn. Quelques minutes après la sortie du four, décollez la pâte du plat à l'aide d'un couteau, plaquez par-dessus une grande assiette ou un plat à tarte et retournez. Tapotez le fond du plat pour faire tomber les fruits.

• **Tarte alsacienne aux fruits cuits.** Pour la pâte, utilisez de la farine T.80, du sucre complet, du beurre et 1 pincée de bicarbonate. Mélangez, ajoutez 1/2 verre d'eau, mettez en boule très vite puis étendez avec les doigts dans un moule et cuisez à blanc. Faites précuire les fruits dans une casserole avec du miel ou de la confiture (de prunes ou d'abricots) : pommes, poires, abricots, prunes, etc., répartissez-les sur la pâte ; battez 1 œuf avec un peu de crème, versez dessus et cuisez 30 mn à four chaud.

L'emballage pour une consommation différée

Il n'existe pas beaucoup de méthodes de conservation intéressantes et naturelles. Si l'on élimine la congélation, la mise en boîte, qui sont (et qui doivent rester) des procédés industriels, le fumage et le salage qui concernent essentiellement le porc et les poissons, mais que l'on ne pratique malheureusement plus beaucoup de façon artisanale dans nos pays, il reste la pasteurisation et surtout la stérilisation.

Cette méthode est la meilleure pour conserver les légumes ou les fruits que l'on aura cueillis dans son jardin ou achetés à la pleine saison et cuits – de façon naturelle pour les légumes ou au sucre pour les fruits, – nature ou en confiture. Les pots seront donc stérilisés puis on y apposera une étiquette avec la date de fabrication car il est préférable de ne pas les conserver trop longtemps. Il vaut mieux aussi les conserver au frais dans une cave et à l'abri de la lumière ; parfois dans un placard dans un garage frais.

J'ai une méthode personnelle de stérilisation qui est très efficace : lorsque je veux conserver quelques jours un mets cuisiné, un potage, de la compote ou de la sauce, je remplis le bocal avec le produit encore brûlant, je ferme puis je retourne à l'envers en attendant que ça refroidisse.

Autre méthode peu pratiquée, mais intéressante car elle ne modifie pas la structure de l'aliment : la dessiccation au soleil, plus facile à effectuer soi-même lorsqu'on habite à la campagne qu'en ville. Sur un linge ou une étamine, on fera sécher au soleil les fruits que l'on aura coupés en deux et débarrassés de leurs noyaux, abricots, pêches, raisins, bananes, tomates, citrons, mais aussi les herbes fraîches telles que l'estragon ou le basilic, et herbes méditerranéennes comme le thym, le laurier, la sauge ou le romarin. La conservation se fera dans des boîtes en métal hermétiquement closes.

Conclusion

Tels sont mes mille et un conseils, interdictions, suggestions, sans intention de nuire...

J'espère que cette lecture vous aura intéressé et donné l'envie d'aller plus avant dans le sens de la forme par l'alimentation et l'hygiène de vie.

Je sais parfaitement que vous n'allez pas vous transformer du jour au lendemain, déménager dans une région reculée, élever vos poules et vivre de votre potager, ni habiter une maison solaire 100 % écolo.

Cela fait des années que je tarabuste ma famille et mes proches et que je leur fais la leçon du « bien manger » et du bien-être ; ma satisfaction vient des microchangements observés chez eux : quelques saines habitudes ou bons réflexes me donnent à penser que j'ai réussi à les faire entrer dans ma démarche. Maryse va au marché tous les samedis matin et se régale désormais de salades fraîches et de pain complet bio ; mère et belle-mère se fournissent en produits laitiers biologiques ; Benjamine observe quelques principes avant ses matchs et mes parents font des efforts pour ne pas consommer en excès certains produits néfastes pour la santé, qu'ils aiment particulièrement : café, charcuterie, fromages, chocolat. Quant à Raphaëlle, elle alterne nourriture « zen » très stricte et plaisir ; les bienfaits des légumes vapeur, levure et soja compensant les méfaits de ses faiblesses. Tous, parents, beaux-parents, sœurs, amis ont pris le réflexe de consommer quotidiennement des compléments alimentaires.

Alors, soyez les bienvenus dans ces nouveaux comportements. Si, en rentrant des courses, vous avez dans votre panier un paquet de riz complet biologique et une boîte d'œufs bio, et qu'au goûter votre gamin se verse un pur jus de carottes bio accompagné d'un petit pain de seigle aux noix : victoire ! je n'aurai pas écrit tout cela en vain.

Merci de me suivre...

Remerciements

Toute ma gratitude à Olivia et à Valérie, et à Jean-Michel Falcot pour la précieuse collaboration qu'il m'a apportée tout au long de l'écriture de ce livre.

Composition réalisée par NORD COMPO

IMPRIMÉ EN ESPAGNE PAR LIBERDUPLEX
Barcelone
LIBRAIRIE GÉNÉRALE FRANÇAISE - 43, quai de Grenelle - 75015 Paris
Édition 1
Dépôt légal Édit. : 36170-09/2003
ISBN : 2 - 253 - 16611 - 1

31/6611/3